EKG

rot   4. ICR re. V_1

gelb   4. ICR li. V_2

grün   mittig zw. $V_2 + V_4$ V_3

braun   5. ICR re. mittig V_4

schwarz   am vord. Rand d. V_5
           Achselhöhle Höhe V_4

lila   mittl. Axillarlinie li. V_6
        in Höhe V_4

Elektrolyte

Na^+ 135 – 147 mval/l

K^+ 4,0 – 4,8 mval/l

Ca^{2+} 4,2 – 5,6 mval/l

Mg^{2+} 1,3 – 2,2 – " –

Cl^- 98 – 107 – " –

Phosphor   1,5 – 2,6 – " –

Eisen   ♂ 80 – 130 µg%

   ♀ 60 – 120 µg%

Kupfer   85 – 135 µg%

Blutgasanalyse

• arteriell

pH 7,36 – 7,44

$pa O_2$ > 85 mmHg (20 J.) } 70 – 105
> 70 mmHg (70 J.)

10 – 12,8 kPa

$Pa CO_2$ 36 – 44 mmHg
4,4 – 6,0 kPa

Bikarbonat 22 – 26 mmol/l
($H CO_3$)

BE – 2 – + 3 mmol/l

O_2 – Sättigs. 95 – 98 %

• gemischt venös

pH 7,33 – 7,43

pO_2 35 – 40 mmHg

pCO_2 41 – 51 mmHg

O_2 – Sättigung 70 – 75 %

Bikarbonat 24 – 28 mmol/l

BE 0 – +4 mmol/l

ZVD-Messung $\frac{2/5}{3/5}$ ⟶ Höhe re. Vorhof

ZVD 1 – 10 mmHg
6 – 12 cm H_2O

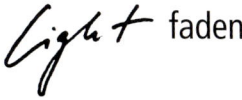 *light* faden

Beatmung

2., aktualisierte und erweiterte Auflage

Herausgegeben von:
Ulrich v. Hintzenstern

Mit Beiträgen von:
Robert Crahé
Horst Frankenberger
Gerhard Laier-Groeneveld
Harald Mang
Anton Obermayer
Michael Saefkow
Jochen Strauß
Tobias Welte

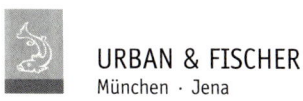 **URBAN & FISCHER**
München · Jena

Zuschriften und Kritik an:
Urban & Fischer, Lektorat Medizin, Karlstraße 45, 80333 München;
Fax: 089/53 83-509, E-mail: f.claass@urbanfischer.de

Wichtiger Hinweis für den Benutzer:
Die Erkenntnisse in der Medizin unterliegen laufendem Wandel durch Forschung und klinische Erfahrungen. Herausgeber und Autoren dieses Werkes haben große Sorgfalt darauf verwendet, daß die in diesem Werk gemachten therapeutischen Angaben (insbesondere hinsichtlich Indikation, Dosierung und unerwünschten Wirkungen) dem derzeitigen Wissensstand entsprechen. Das entbindet den Benutzer dieses Werkes aber nicht von der Verpflichtung, anhand der Beipackzettel zu verschreibender Präparate zu überprüfen, ob die dort gemachten Angaben von denen in diesem Buch abweichen, und seine Verordnung in eigener Verantwortung zu treffen.

Die Deutsche Bibliothek – CIP-Einheitsaufnahme
Ein Titeldatensatz für diese Publikation ist bei Der Deutschen Bibliothek erhältlich.

Planung: Dr. med. Thomas Hopfe
Lektorat: Dr. med. Felicitas Claaß
Redaktion: Susanne C. Bogner, Dachau
Herstellung: Sibylle Hartl, Valley
Satz: Laupp & Göbel, Nehren
Druck und Bindung: Clausen & Bosse, Leck
Umschlaggestaltung: prepress|ulm GmbH, Ulm

ISBN 3-437-22550-2

Aktuelle Informationen finden Sie im Internet unter der Adresse:
http://www.urbanfischer.de

Vorwort

Die Reihe „Lightfaden" beleuchtet kurz und übersichtlich häufige Probleme in Klinik und Praxis. „Lightfäden" beantworten die speziellen Fragen der täglichen Arbeit zuverlässig. Sie bieten den schnellstmöglichen Zugang zu den gesuchten Informationen. Wie auch bei den „Klinikleitfäden" steht dabei die Praxisnähe immer im Vordergrund.

Der Lightfaden Beatmung geht bewußt nur kurz auf die physiologischen Grundlagen der Atmung und Beatmung ein und konzentriert sich vor allem auf die in der Praxis wichtigen Belange. Da der Umgang mit Beatmungsgeräten eine eingehende Kenntnis ihrer Steuerungstechnik voraussetzt, werden die Steuerungsparameter und ihre Bedeutung für die Beatmungspraxis sowie die gängigen Beatmungsprotokolle eingehend vorgestellt und diskutiert. Die Wahl des Beatmungsschemas und der Steuerungsparameter ist immer individuell der Situation des einzelnen Patienten anzupassen. Daher können nur bedingt konkrete Empfehlungen gegeben werden. Um individuelle Beatmungssituationen plastisch darstellen zu können, wurden daher zahlreiche Fallbeispiele aufgenommen, die am Einzelfall die Planung und das praktische Vorgehen aufzeigen.

Danksagung

Für sehr viele wertvolle Anregungen und Verbesserungsvorschläge danke ich Frau Dr. Daniela Olenik, Institut für Anästhesiologie und Operative Intensivmedizin, Klinikum Mannheim sowie Herrn PD Dr. Harald Mang, Klinik für Anästhesiologie der Universität Erlangen-Nurnberg.

Autorenverzeichnis

Dr. med. Robert Crahé
Klinik für Anästhesiologie
Medizinische Universität zu Lübeck

Prof. Dr.-Ing. Horst Frankenberger
Labor für Biomedizintechnik
Fachhochschule Lübeck

Dr. med. Ulrich v. Hintzenstern
Spardorf

PD Dr. med. Gerhard Laier-Groeneveld
Evangelisches Krankenhaus Göttingen-Weende

PD Dr. med. Harald Mang
Klinik für Anästhesiologie
der Universität Erlangen-Nürnberg

Dr.-Ing. Anton Obermayer
Klinik für Anästhesiologie
der Universität Erlangen-Nürnberg

Dr. rer. nat. Michael Saefkow
Weinsberg

Prof. Dr. med. Jochen Strauß
Klinik für Anästhesiologie und operative Intensivmedizin
Klinikum Buch, Berlin

PD Dr. med. Tobias Welte
Klinik für Kardiologie, Angiologie, Pneumologie
der Universität Magdeburg

Abkürzungsverzeichnis

D

d	Tag
d. h.	das heißt
DD	Differentialdiagnose
DGAI	Deutsche Gesellschaft für Anästhesiologie und Intensivmedizin
Diff.-BB	Differentialblutbild
DIVI	Deutsche Interdisziplinäre Vereinigung für Intensiv- und Notfallmedizin
DLV	differential lung ventilation
Dt. Ges. f.	Deutsche Gesellschaft für

E

ECLA	extracorporeal lung assist
ECMO	extracorporeal membrane oxygenation
EKG	Elektrokardiogramm
ELA	extracorporeal lung assist
ERV	exspiratorisches Reservevolumen
Erw.	Erwachsener
evtl.	eventuell
ext.	externa
EZ	Ernährungszustand

F

f	Atemfrequenz
FEV	forciertes Exspirationsvolumen
FG	Frühgeburt (-geborenes)
F_iO_2	inspiratorische Sauerstoffkonzentration
FRC	funktionelle Residualkapazität
FVC	forcierte Vitalkapazität

G

gel.	gelegentlich
ggf.	gegebenenfalls
GIT	Gastrointestinaltrakt

H

h	Stunde
Hb	Hämoglobin
HBO	hyperbare Oxygenation
HF	Herzfrequenz
HFJV	high frequency jet ventilation
HFO	high frequency oscillation
HFPPV	high frequency positive pressure ventilation
HFV	high frequency ventilation
HME	heat and moisture exchanger
HPV	hypoxische pulmonale Vasokonstriktion
Hkt	Hämatokrit
HNO	Hals-Nasen-Ohren
HWZ	Halbwertszeit
HZV	Herzzeitvolumen

I

i. a.	intraarteriell
IC	inspiratorische Kapazität
ICP	intracranial pressure
ICR	Interkostalraum
i. d. R.	in der Regel
I. E.	Internationale Einheiten
I : E	Verhältnis Inspirationszeit zu Exspirationszeit
ID	Innendurchmesser
IFA	inspiratory flow assistance
ILV	independent lung ventilation
IPPV	intermittent positive pressure ventilation

p_ECO_2	exspiratorischer Kohlendioxidpartialdruck		p_{eep}	endexspiratorischer Druck
$p_{\bar{E}}CO_2$	gemischtexspiratorischer Kohlendioxidpartialdruck		PHC	permissive Hyperkapnie
			PLV	pressure limited ventilation
$p_{et}CO_2$	endtidaler Kohlendioxidpartialdruck		PLV	partial liquid ventilation
p_iCO_2	Kohlendioxidpartialdruck der Inspirationsluft		pos.	positiv
			PRVC	pressure-regulated volume control
p_vCO_2	venöser Kohlendioxidpartialdruck		ps_aO_2	partielle arterielle Sauerstoffsättigung
pO_2	Sauerstoffpartialdruck		PSV	pressure support ventilation
p_aO_2	arterieller Sauerstoffpartialdruck			
p_AO_2	alveolärer Sauerstoffpartialdruck		**R**	
			R	Resistance
p_EO_2	Sauerstoffpartialdruck der Exspirationsluft		R_I	inspiratorische Resistance
$p_{\bar{E}}O_2$	gemischtexspiratorischer Sauerstoffpartialdruck		rad.	radialis
			rezid.	rezidivierend/e/r
p_iO_2	Sauerstoffpartialdruck der Inspirationsluft		RR	Blutdruck nach Riva-Rocci
p_{tp}	transpulmonaler Druck		RTH	Rettungshubschrauber
p_vO_2	venöser Sauerstoffpartialdruck		RV	Residualvolumen
$p_{\bar{v}}O_2$	gemischtvenöser Sauerstoffpartialdruck		**S**	
			s_aO_2	arterielle Sauerstoffsättigung
$p_{\bar{v}}CO_2$	gemischtvenöser Kohlendioxidpartialdruck		$s_{\bar{v}}O_2$	gemischtvenöse Sauerstoffsättigung
Pat.	Patient		SBC	Standardbikarbonat
PAV	proportional assist ventilation		s. c.	subcutan
			Sek.	Sekunde(n)
PCA	patient controlled analgesia		SIMV	synchronized intermittent mandatory ventilation
PC-CMV	pressure controlled CMV		sog.	sogenannte/s/r
PCV	pressure control ventilation		sup.	superior
			Syn.	Synonym
PDK	Periduralkatheter		**T**	
PEEP	positive endexpiratory pressure		t	tempus (Zeit)

Tab.	Tabelle	$\dot{V}$	Flow (Volumen/Zeit)
tägl.	täglich	V.a.	Verdacht auf
TGI	tracheale Gasinsuff-	v.a.	vor allem
	lation	VAPS	volume-assured
Ther.	Therapie		pressure support
Thrombos	Thrombozyten	VC	Vitalkapazität
TIVA	total intravenous	VC-CMV	volume controlled CMV
	anaesthesia	VS	volume support
TLC	totale Lungenkapazität		
TPE	totale parenterale		

W

Wo.	Woche(n)
WW	Wechselwirkung

TPE	totale parenterale Ernährung
TPN	total parenteral nutrition
TV	Tidalvolumen

U

u.a.	unter anderem
u.U.	unter Umständen

V

V	Volumen
V.	Vena

Z

z.B.	zum Beispiel
ZEEP	zero endexpiratory pressure
Z.n.	Zustand nach
ZVD	Zentraler Venendruck
ZVK	Zentraler Venenkatheter

Abbildungsnachweis

1

Grundlagen

U. v. Hintzenstern
H. Mang
A. Obermayer
H. Frankenberger

1

Viele Begriffe und Definitionen, die im Zusammenhang mit dem Thema „Beatmung" im klinischen Alltag oder z. T. in der medizinischen Fachliteratur verwendet werden, sind nach dem Verständnis der technischen Wissenschaften ungenau oder streng genommen sogar falsch (meist aufgrund der Unkenntnis exakter technischer Begriffe und Zusammenhänge, so z. B. die Verwendung des Begriffs „Ventilationszyklus" statt der physikalisch korrekten Bezeichnung „Ventilationsperiode" oder die Anwendung des Hagen-Poiseuille-Gesetzes für turbulente Strömungen in den Atemwegen). Da die exakte technische Terminologie jedoch für den klinischen Anwender oft mehr Verwirrung als Nutzen stiftet, wurden in diesem Rahmen aus Gründen der Anwenderpraktikabilität meistens die bekannten „klinischen" Begriffe verwendet.

Die offizielle SI-Einheit für den Druck ist Pascal (Pa). Diese hat sich aber bisher im klinischen Bereich nicht durchsetzen können. Meistens werden noch die Druckeinheiten mbar, cm H_2O und mmHg (Torr) verwendet.

100 Pa = 1 hPa = 1 mbar ≈ 1 cm H_2O ≈ 7,5 mmHg ≈ 7,5 Torr
1 mmHg = 1 Torr ≈ 1,33 hPa ≈ 1,33 mbar ≈ 1,33 cm H_2O

1.1   Anatomie

Das Respirationssystem umfaßt neben dem luftleitenden und gas-
austauschenden Respirationstrakt sämtliche Strukturen, die an der
Atmung beteiligt sind.

1

- Medulla oblongata, Rückenmark, Motoneurone, Atemmuskula-
  tur, N. phrenicus, Zwerchfell
- Obere Atemwege: Nasenhöhle (Erwärmung und Anfeuchtung
  der Atemluft, Fremdkörperfilter und -transport in den Rachen),
  Pharynx, Larynx (Verschluß des Tracheobronchialbaums durch
  Glottis und Epiglottis)
- Untere Atemwege: Tracheobronchialbaum (mukoziliare Clea-
  rance), Lungenparenchym (Surfactant, Gasaustausch)
- Pulmonale Zirkulation, alveolokapilläre Membranen, Lymph-
  strombahnen.

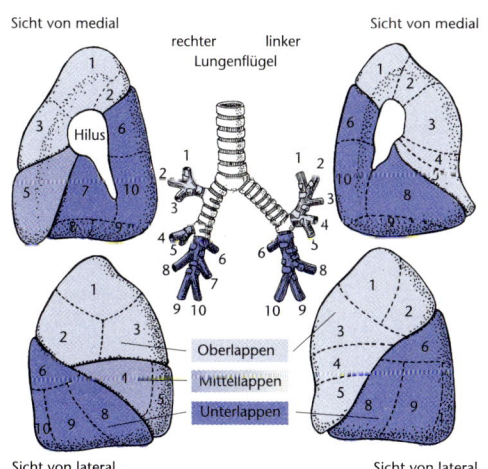

Abb. 1.1: Lungensegmente

1

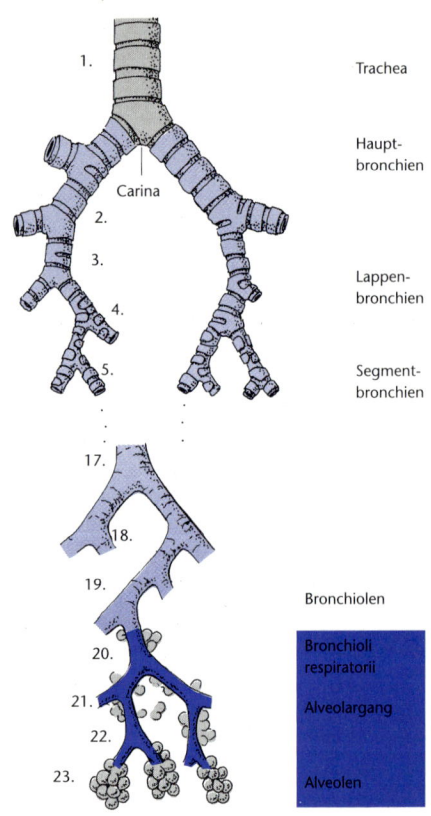

Trachea

Haupt-
bronchien

Carina

Lappen-
bronchien

Segment-
bronchien

Bronchiolen

Bronchioli
respiratorii

Alveolargang

Alveolen

Abb. 1.2: Aufteilung des Tracheobronchialbaums

1.2 Physiologie

Die menschliche Zelle benötigt zur Deckung ihres Energiebedarfs eine ständige Zufuhr von Nährstoffen und Sauerstoff zur ATP-Gewinnung. Bei der Umwandlung werden Kohlendioxid und Wasser frei. Für Glukose sieht die Verstoffwechslung folgendermaßen aus:

$$C_6H_{12}O_6 + 6\,O_2 \rightarrow 6\,CO_2 + 6\,H_2O + 18\,ATP$$

Voraussetzung für eine adäquate ATP-Produktion sind daher eine ausreichende Sauerstoffzufuhr und eine funktionierende Atmung.

Der pulmonale Gasaustausch wird von den 3 Faktoren *Ventilation, Diffusion und Perfusion* bestimmt.

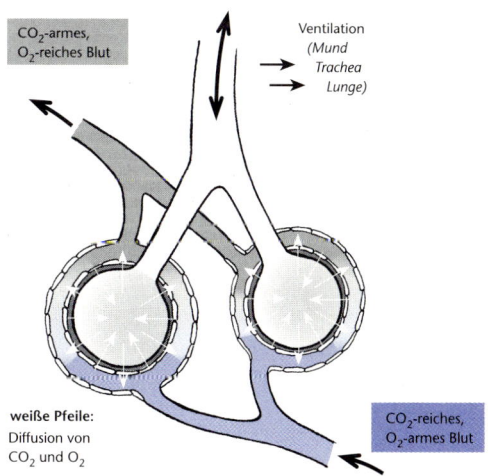

Abb. 1.3: Gasaustausch in der Lunge

1.2.1　Ventilation

Atemmechanik

Inspiration: Am Beginn der Inspiration ist der Druck in der Lunge gleich dem Druck in der Umgebungsluft, d. h. null, da alle Drücke immer auf den Umgebungsdruck (Atmosphärendruck) bezogen werden. Durch Kontraktion der Inspirationsmuskulatur (v.a. Zwerchfell, äußere Zwischenrippenmuskeln) kommt es zu einer Volumenzunahme des Thoraxraums, die über den mit einer serösen Flüssigkeit gefüllten Pleuraspalt vom Rippenfell (parietale Pleura) auf das Lungenfell (viszerale Pleura) und damit auf die Lunge übertragen wird. Durch die Expansion der Lunge sinkt der intrapulmonale Druck (= Alveolardruck) unter den Wert des Atmosphärendrucks und führt so zu einem Lufteinstrom in die Lunge. Gleichzeitig nimmt der subatmosphärische Druck im Pleuraspalt (= interpleuraler Druck), der durch die Retraktionskraft der Lunge bedingt ist, weiter ab, wird also negativer. Die Differenz zwischen intrapulmonalem und interpleuralem Druck ist die treibende Kraft bei Atmung und Beatmung und wird als transpulmonaler Druck (p_{tp}) bezeichnet. Am Ende der Inspiration stagniert die Kontraktion der Atemmuskulatur. Der Druck in der Lunge und der Druck in der Umgebungsluft sind dann wieder identisch.

Exspiration: Läßt die Kontraktion der Inspirationsmuskulatur nach, führt die Retraktionskraft der Lunge zu einem Alveolardruck, der über dem der Umgebung liegt. Die Luft strömt aus der Lunge, deren Volumen damit abnimmt. Am Ende der Exspiration fällt der intrapulmonale Druck wieder auf Atmosphärenniveau. Die Exspiration findet weitgehend passiv ohne Einsatz von Muskulatur statt.

1

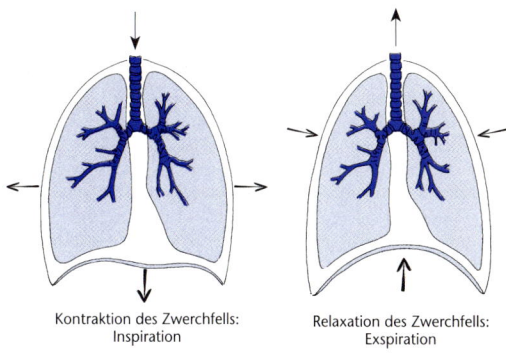

Kontraktion des Zwerchfells:
Inspiration

Relaxation des Zwerchfells:
Exspiration

Abb. 1.4: Das Zwerchfell als Atemmuskel

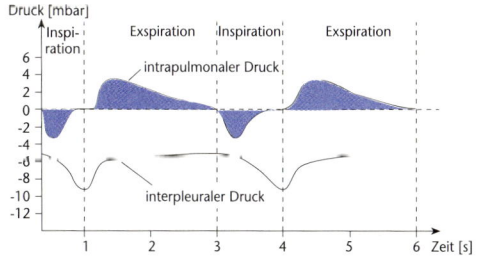

Abb. 1.5: Spontanatmung: intrapulmonaler und interpleuraler Druck

Elastische und visköse Widerstände

Bei der Atmung sind sowohl elastische als auch visköse Widerstände zu überwinden.

Die *elastischen Widerstände* beruhen hauptsächlich auf den elastischen Bauelementen von Lunge, Thorax, Zwerchfell und Abdomen. Der elastische Widerstand wird wesentlich herabgesetzt durch den Surfactant, der die Alveolen auskleidet und die Oberflächenspannung der Alveolen vermindert. Dieser Flüssigkeitsfilm verhindert den Kollaps der Alveolen und erlaubt Volumenänderungen der Lunge mit relativ geringen Drücken. Die elastischen Widerstände bestimmen die Nachgiebigkeit *(Compliance)* bzw. die Volumendehnbarkeit des Atemapparates. Sie sind letztlich verantwortlich für den Aufbau der interpleural negativen Drücke. Die Compliance wird in der Dimension Volumen pro Druck gemessen:

$$C = \Delta V/\Delta p \ [l/mbar]$$

Der Normalwert beträgt beim Erwachsenen 0,1 l/mbar, d. h. nach der Inspiration von 1 l Luft erhöht sich der intrapulmonale Druck um 10 mbar bei rein passiver Inspiration wie bei kontrollierter Beatmung.

Die *viskösen Widerstände* sind im wesentlichen Strömungswiderstände, die durch ein Druckgefälle zwischen Atmosphäre und Alveolen überwunden werden. Der Atemwegswiderstand *(Resistance)* beschreibt das Verhältnis zwischen der Druckdifferenz Δp [mbar] und der dadurch induzierten Atemstromstärke $\dot{V} = V/t$ [l/s]):

$$R = \Delta p/\dot{V} \ [mbar/(l/s)]$$

Der körperplethysmographisch bestimmte Normalwert für die Resistance beträgt 1–2 mbar/l/s.

Bei laminarer (gleichmäßiger) Strömung ist der Strömungswiderstand umgekehrt proportional der vierten Potenz des Radius der durchströmten Röhre (Hagen-Poiseuille-Gesetz). D. h., der Widerstand verdoppelt sich, wenn der Radius um 16 % abnimmt, oder auf das 16fache, wenn der Radius halbiert wird. Damit ist die Weite der Atemwege (Tubusinnendurchmesser!) der wichtigste, die Strömungswiderstände bestimmende Parameter. Ein Anstieg der Resistance findet sich u. a. bei der Konstriktion der glatten Bronchialmuskulatur, Bronchitis, Lungenödem sowie bei einer Verengung der Lumina durch Schleim, Ödemflüssigkeit und Fremdkörper.

1

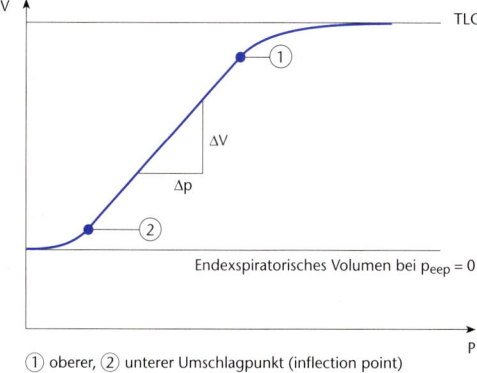

① oberer, ② unterer Umschlagpunkt (inflection point)

Abb. 1.6: Statische Compliance von Lunge und Thorax: Druck-/Volumen-bzw. Ruhedehnungskurve ($\Delta V = TV$, $\Delta p = p_{plat} - p_{eep}$; Spontanatmung: $p = p_{tp}$, Beatmung: $p = p_{aw}$).

Atemarbeit

Das Atemzugvolumen kann nur bewegt werden, wenn die Atemmuskulatur Arbeit zur Überwindung der elastischen ($\uparrow \approx$ Restriktion, z. B. Lungenödem) und viskösen ($\uparrow \sim$ Obstruktion, z. B. Emphysem) Widerstände leistet. Bei normaler Ruheatmung werden ca. drei Viertel der inspiratorischen Atemarbeit gegen die elastischen Widerstände und nur ca. ein Viertel gegen die Strömungswiderstände aufgewendet. Die Ausatmung ist in Ruhe ein passiver Vorgang, da die Arbeit zur Überwindung des exspiratorischen Strömungswiderstandes von den in der Inspiration gedehnten elastischen Elementen verrichtet wird. Bei normaler Ruheatmung benötigt die Atemmuskulatur ca. 5 ml Sauerstoff pro Min., d. h., ca. 2 % des gesamten Sauerstoffverbrauchs. Bei vertiefter und beschleunigter Atmung kann die Atemarbeit auf ein Vielfaches des Ruhewertes ansteigen und bis zu 20 % des Ruhegesamtumsatzes betragen. Bei schweren obstruktiven und restriktiven Veränderungen der Atemwege (Lungenödem, Pickwick-Syndrom, Emphysem) kann so die erforderliche Atemarbeit zum limitierenden Faktor für die körperliche Leistungsfähigkeit werden.

Lungenvolumina und -kapazitäten

Der Gasgehalt der Lunge besteht aus einem mobilisierbaren, d. h. durch direkte Messung der Atemzüge meßbaren Anteil und einer kleineren Gasmenge *(Residualvolumen)*, die am Ende einer maximalen Exspiration in der Lunge verbleibt. Die physiologischen Werte der Lungenvolumina- und kapazitäten sind abhängig von Alter, Geschlecht, Körpergröße und Körpergewicht.

Statische Lungenvolumina

Messung bei langsamer und maximaler Inspiration nach maximaler Exspiration.

- *Tidalvolumen (TV):* das pro Atemzug eingeatmete Luftvolumen. Alternative Begriffe: bei Spontanatmung *Atemzugvolumen*, bei maschineller Beatmung *Atemhubvolumen*
- *Inspiratorisches Reservevolumen (IRV):* Luftmenge, die am Ende einer normalen Inspiration noch zusätzlich eingeatmet werden kann
- *Exspiratorisches Reservevolumen (ERV):* Luftmenge, die nach *normaler* Exspiration noch ausgeatmet werden kann
- *Residualvolumen (RV):* Luftmenge, die nach *maximaler* Exspiration in der Lunge verbleibt

Lungenkapazitäten

Kapazitäten sind Summen einzelner Lungenvolumina.

- *Inspiratorische Kapazität (IC):* IRV + TV
- *Vitalkapazität (VC):* IRV + TV + ERV
- *Totale Lungenkapazität (TLC):* IRV + TV + ERV + RV
- *Funktionelle Residualkapazität (FRC):* ERV + RV. Luftmenge, die nach einer *normalen* Exspiration in der Lunge verbleibt. Bestimmung durch Körperplethysmographie oder Gasverdünnung. Eine normale FRC verhindert den totalen exspiratorischen Alveolarkollaps und gewährleistet eine Art Pufferfunktion für den Gasaustausch, da sie ca. sechsmal so groß ist wie das TV → relativ gleichmäßiger Gasaustausch während In- und Exspiration. Die FRC nimmt in Rückenlage sowie noch stärker in Narkose ab.

1

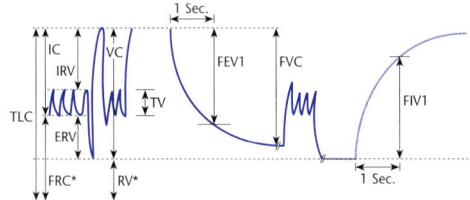

IRV = inspiratorisches Reservevolumen
RV* = Residualvolumen
TLC* = totale Lungenkapazität
VC = (inspiratorische) Vitalkapazität
TV = Tidalvolumen
ERV = exspiratorisches Reservevolumen
FEV1 = exspiratorische Sekundenkapazität
FIV1 = inspiratorische Sekundenkapazität
FRC* = funktionelle Residualkapazität
FVC = forcierte Vitalkapazität
IC = inspiratorische Kpazität

* spirometrisch nicht bestimmbar

Abb. 1.7: Spirometrie

Tab. 1.1: Normwerte der Lungenvolumina und -kapazitäten für einen 75 kg schweren, 25jährigen Mann mit 180 cm Körpergröße	
Lungenvolumen bzw.- kapazität	**Wert in ml**
Tidalvolumen (TV)	400
Inspiratorisches Reservevolumen (IRV)	3200
Exspiratorisches Reservevolumen (ERV)	1200
Residualvolumen (RV)	1500
Inspiratorische Kapazität (IC)	3600
Vitalkapazität (VC)	4800
Funktionelle Residualkapazität (FRC)	2700
Totale Lungenkapazität (TLC)	6300

1

Dynamische Lungenvolumina

Messung bei forcierter, d. h. schneller und maximaler Exspiration nach maximaler Inspiration.

- *Forcierte Vitalkapazität (FVC) [l]:* < 30 % schwere, 30–60 % mittelgradige, 60–80 % leichte Restriktion (die Prozentangaben stellen das Verhältnis von Ist- zu Sollwerten dar)
- *FEV1 [l]:* das bei der FVC in der ersten Sekunde ausgeatmete Volumen („Einsekundenkapazität")
- FEV1/FVC, *Tiffeneau-Wert [%]:* < 35 % schwere, 35–50 % mittelgradige, 50–70 % leichte Obstruktion.

Ventilation

Die *Gesamtventilation* (Atemminutenvolumen, AMV) ergibt sich aus dem Produkt von Tidalvolumen TV [l] und Atemfrequenz f [1/Min.]:

$$AMV = TV \times f \ [l/Min.]$$

Normalwerte

$$TV = 0,4 \ l, \ f = 12–20/Min.$$

Totraumventilation: Der Anteil des Tidalvolumens, der sich im System der zuführenden Atemwege von der Mund- bzw. Nasenöffnung bis zu den Bronchiolen befindet, gelangt nicht in die Alveolen und kann daher nicht am Gasaustausch teilnehmen *(anatomischer Totraum, ca. 150 ml).* Dieser anatomische Totraum zuzüglich dem Ventilationsvolumen nicht durchbluteter Alveolen *(alveolärer Totraum)* aufgrund pathologischer Zustände wird als *physiologischer* oder *funktioneller Totraum* bezeichnet.

Die *alveoläre Ventilation* errechnet sich aus der Differenz zwischen Tidalvolumen und funktionellem Totraum. Sie stellt den Teil der Gesamtventilation dar, der in den Alveolen am Gasaustausch teilnimmt.

> **Das AMV ist für sich allein kein hinreichender Parameter zur Beurteilung einer adäquaten Ventilation. Entscheidende Größe für die Suffizienz der Atmung ist die alveoläre Ventilation:**
> - Verringerung des Tidalvolumens und Steigerung der Atemfrequenz bei konstantem AMV → Zunahme der Totraumventilation und konsekutive Abnahme der alveolären Ventilation

1

- Steigerung des TV und Verringerung der Atemfrequenz bei konstantem AMV → Zunahme der alveolären Ventilation durch Abnahme der Totraumventilation.

1.2.2　Diffusion

Jedes Gas in einem Gasgemisch übt einen bestimmten Partialdruck aus, d. h. einen Teildruck, der seinem fraktionellen Anteil im Gasgemisch entspricht. Die beiden Hauptanteile der Inspirationsluft sind Sauerstoff (ca. 20,9 %) und Stickstoff (ca. 79 %). Kohlendioxid ist zu nur 0,03 % enthalten. Für die mit Wasserdampf aufgesättigte Inspirationsluft beträgt der Sauerstoffpartialdruck (p_IO_2) ca. 150 mmHg. In der Alveole sinkt der Sauerstoff-Partialdruck (p_AO_2) durch Mischung mit Residualluft auf 100 mmHg ab. Der arterielle Sauerstoffpartialdruck (p_aO_2) wird durch Shuntphänomene, also eine Zumischung von sauerstoffarmem Blut, auf ca. 90 mmHg reduziert. Zum einen wirkt ein anatomischer Shuntmechanismus, da ca. 2 % des HZV, nämlich Blut aus dem Bronchial- und Koronarkreislauf, nicht am Gasaustausch teilnehmen. Zum anderen stammt das sauerstoffarme Blut aus Lungenarealen, deren Alveolen perfundiert, aber nicht bzw. unzureichend ventiliert werden (niedriger Ventilations-Perfusions-Quotient). Nach Abgabe von Sauerstoff an das Gewebe beträgt der Sauerstoff-Partialdruck im gemischtvenösen Blut ($p_{\bar{v}}O_2$) nur noch 40 mmHg.

Tab. 1.2: Partialdrücke [mmHg] in verschiedenen Phasen des Gasaustauschs

Gas	Inspirationsluft	Alveolarluft	arterielles Blut	gemischtvenöses Blut	Exspirationsluft
Sauerstoff	p_IO_2:150	p_AO_2:100	p_aO_2:90	$p_{\bar{v}}O_2$:40	p_EO_2:115
Kohlendioxid	p_ICO_2:0	p_ACO_2:40	p_aCO_2:40	$p_{\bar{v}}CO_2$:46	p_ECO_2:30

Die Sauerstoffdiffusion an der alveolokapillären Membran wird primär von der Differenz der Partialdrücke (ca. 60 mmHg) in der Alveolarluft und im gemischtvenösen Blut der Lungenarterien bestimmt. Zusätzliche Faktoren sind die Membrandicke (Behinderung der Diffusion durch krankheitsbedingte Zunahme oder Ödeme) und die Größe der Diffusionsfläche (Abnahme der belüfteten und durchbluteten Alveolen durch Lungenemphysem und -embolie).

Da sich Kohlendioxid in Flüssigkeiten ca. 25 mal besser löst als Sauerstoff, läuft die Diffusion des Kohlendioxids bei einer Partialdruckdifferenz von 6 mmHg ca. 2,5 mal schneller ab als die des Sauerstoffs bei einer Partialdruckdifferenz von 60 mmHg.

1.2.3 Perfusion

Der Sauerstofftransport im arterialisierten Blut erfolgt zu 98,5 % durch chemische Bindung an Hämoglobin. Nur 1,5 % sind physikalisch gelöst.

Kohlendioxid wird zu ca. 90 % chemisch im Blut gebunden, der Rest liegt in physikalischer Lösung vor.

Durch die chemischen Bindungen werden die Transportkapazitäten des Blutes jeweils erheblich erhöht.

Hypoxische pulmonale Vasokonstriktion (HPV)

Synonyme: Euler-Liljestrand-Reflex, alveolokapillärer Reflex.

In minderbelüfteten Lungenarealen kommt es reflektorisch zur Vasokonstriktion und damit zur Umleitung der Perfusion in besser belüftete Regionen → Reduktion des Rechts-links-Shunts. Hemmung der HPV z. B. durch Vaso- und Bronchodilatatoren, Hyperventilation und volatile Anästhetika.

Sauerstoffbindungskapazität

Die max. Sauerstoffmenge, die 1 g Hämoglobin binden kann, beträgt 1,34 ml Sauerstoff. Eingeschränkt werden kann die Sauerstoffbindung z. B. durch Azidose, Hyperkapnie und Fieber (Rechtsverschiebung der Sauerstoffbindungskurve → erleichterte Sauerstoffabgabe an das Gewebe, s. u.). Zu einer Verstärkung der Sauerstoffbindung kommt es z. B. durch Alkalose, Hypokapnie und Hypothermie (Linksverschiebung der Sauerstoffbindungskurve → reduzierte Sauerstoffabgabe, s. u.).

Sauerstoffbindungskurve

Die Sauerstoffsättigung (s_aO_2) des arteriellen Blutes gibt an, zu wieviel Prozent das Hämoglobin mit Sauerstoff gesättigt ist. Bei einem p_aO_2 von 100 mmHg beträgt die Sauerstoffsättigung 97%. Eine Sauerstoffsättigung von 100% ist bei Ruheatmung unter Raumluftbedingungen wegen der Existenz von COHb und MetHb sowie anatomischer Shuntphänomene nicht möglich.

Die Beziehung zwischen dem p_aO_2 und der Sauerstoffsättigung wird durch die Sauerstoffbindungskurve wiedergegeben, die einen S-förmigen Verlauf mit folgenden Charakteristika zeigt:

- Niedrige p_aO_2-Werte: sehr steiler Kurvenverlauf, d. h. bereits eine geringe Zunahme des p_aO_2 ist mit einem starken Anstieg der Sauerstoffsättigung verbunden und umgekehrt. Ein p_aO_2-Abfall in diesem Bereich ist immer mit einer relativ großen Sauerstoffabgabe an das Gewebe verbunden
- Hohe p_aO_2-Werte: flacher Kurvenverlauf, d. h. die Sauerstoffsättigung wird von Veränderungen des p_aO_2 nur relativ gering beeinflußt, d. h. der Sauerstoffgehalt des Blutes wird bei p_aO_2-Schwankungen in diesem Kurvenbereich nur wenig betroffen.

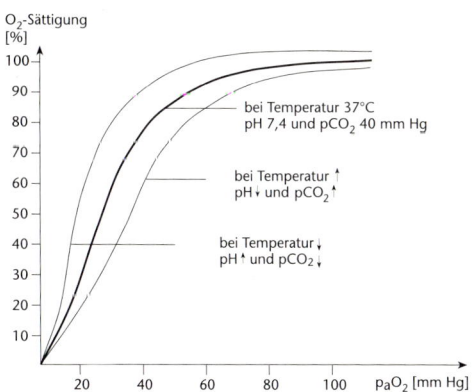

Abb. 1.8: Sauerstoffbindungskurve

Das Sauerstoffangebot an das Gewebe hängt ab von:
- der arteriellen Sauerstoffsättigung (s_aO_2)
- dem Hämoglobingehalt des Blutes
- der Gewebeperfusion (abhängig vom Herzzeitvolumen und dem Grad der Vasokonstriktion des jeweiligen Gefäßsystems).

1.2.4   Regulation der Atmung

Die vegetative Steuerung der Atmung läuft über Neurone in der Medulla oblongata. Die Kontrolle der Atmung erfolgt vornehmlich anhand der Parameter pO_2, pCO_2 und pH durch zentrale und periphere Chemorezeptoren in der extrazellulären Flüssigkeit der Medulla oblongta und des Liquors bzw. im arteriellen System.

1.3 Akute respiratorische Insuffizienz (ARI)

Einschränkung der arteriellen Oxygenierung und/oder Minderung der Kohlendioxidelimination, die eine Beatmung erforderlich machen.

Abhängig von der zugrundeliegenden Störung existieren verschiedene Mechanismen der Hypoxämie.

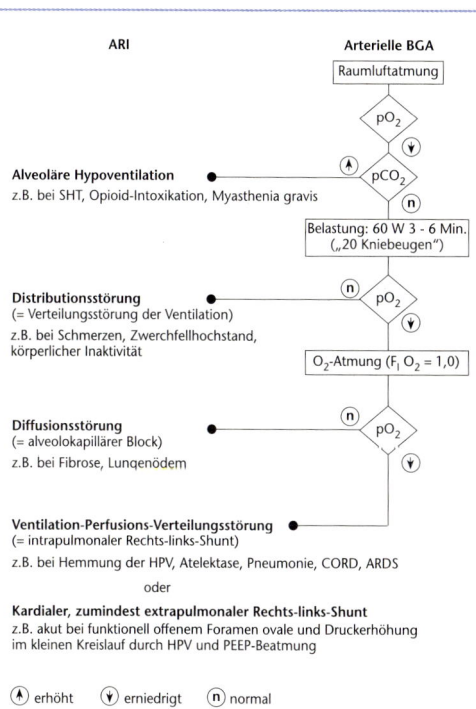

Abb. 1.9: Ursachen der akuten respiratorischen Insuffizienz

1.4   Beatmung

1.4.1   Ziel der Beatmung

- Zufuhr von O_2, Elimination von CO_2 (☞ 1.2), so daß die Partialdrücke für O_2 und CO_2 im arteriellen und venösen Blut adäquat
  sind (☞ Tab. 1.2)
- Schnellstmögliche Entwöhnung vom Beatmungsgerät, d. h.
  Übernahme von Atemarbeit und Atemsteuerung durch den Patienten.

Randbedingungen:
- In der Regel: Intubation des Patienten → Erhöhung des Atem-
  widerstands (von Bedeutung insbesondere in der Phase der Entwöhnung → Übernahme der Atemarbeit durch den Patienten)
- Ausschaltung der Atemgasanfeuchtung und -erwärmung im Na-
  sen-/Rachenraum und in der Trachea → ggf. Atemgasklimatisierung (☞ 4.5) erforderlich
- Vermeidung hoher Tidalvolumina (Volutrauma) und Beat-
  mungsdrucke (Barotrauma).

1.4.2   Prinzip der Beatmung

Beatmung (engl.: ventilation, respiration) bedeutet die Übernahme
der Atemarbeit der Inspirationsmuskulatur durch eine Maschine
(engl.: ventilator, respirator). Die Exspiration verläuft auch unter
Beatmung passiv. Teilweise werden auch die Begriffe „künstliche
Beatmung" (engl.: artificial respiration) oder „maschinelle Beatmung" (engl.: mechanical ventilation) verwendet, um die Beatmung stärker von der Atmung (engl.: breathing) oder „Spontanatmung" (engl.: spontaneous breathing) abzugrenzen (vgl. IPPV
bzw. IPPB = intermittent positive pressure ventilation bzw. breathing). In der deutschsprachigen Terminologie wird dagegen der
Ausdruck „Ventilation" als Überbegriff für die Beatmung, Spontanatmung und deren Mischformen verwendet.

Überdruckbeatmung

Mit Hilfe eines Beatmungsgeräts wird ein Überdruck in den Atemwegen erzeugt, d. h., der intrapulmonale Druck (Alveolardruck) steigt über den Wert des Atmosphärendrucks. Gleichzeitig steigt der interpleurale Druck an. Der gegenüber der Umgebungsluft erhöhte Druck führt zu einem Lufteinstrom in der Lunge. Um den inspiratorischen Gasfluß bzw. die dazu erforderliche Druckdifferenz aufrechtzuerhalten, muß der Respiratordruck fortlaufend erhöht werden → der max. *intrapulmonale* Druck wird bei der maschinellen Beatmung – im Gegensatz zur Spontanatmung – immer erst am Ende der inspiratorischen Gasflußphase erreicht. Nach Beendigung der Inspirationsphase fällt der intrapulmonale Druck wieder auf sein Ausgangsniveau ab.

Cave: Während des in- und exspiratorischen Gasflusses muß bei der Überdruckbeatmung deutlich unterschieden werden zwischen dem Druckverlauf im Atemsystem des Respirators (angezeigter Beatmungsdruck) und dem im Regelfall nicht meßbaren intrapulmonalen Druck, da zur Aufrechterhaltung des Gasflusses ein Druckunterschied („Gefälle") zwischem dem Respirator und dem intrapulmonalen Atemwegssystem erforderlich ist.

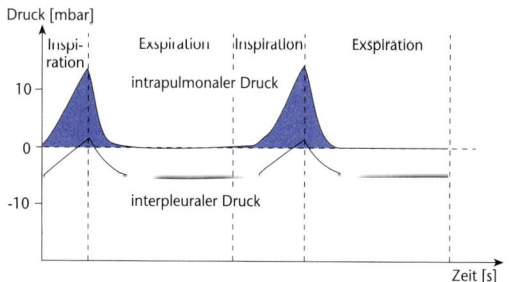

Abb. 1.10: Überdruckbeatmung: intrapulmonaler und interpleuraler Druck

1

Unterdruckbeatmung

Bei der Unterdruckbeatmung liegt der Pat. in einem Tankrespirator („Eiserne Lunge"), nur der Kopf liegt außerhalb dieser Kammer. Bei dieser Beatmungsmethode wird die Spontanatmung imitiert, indem im Tank ein Unterdruck erzeugt wird, der zu einer Ausdehnung von Thorax und Lunge führt. Die daraus resultierende Differenz zwischen dem negativen intrapulmonalen Druck und dem Atmosphärendruck bewirkt einen Sog, so daß Umgebungsluft über Mund oder Nase in die Alveolen des Pat. strömt.

Die Unterdruckbeatmung war die klassische und lebensrettende Ventilationsform bei alveolärer Hypoventilation aus extrapulmonaler Ursache (Polio, Barbituratvergiftung), d.h. Übernahme der normalen Atemarbeit. Wegen des hohen Aufwands, der mit der Unterdruckbeatmung verbunden ist, hat die Methode jedoch keinen Eingang in die moderne Intensivmedizin dieser Erkrankungen gefunden. Der Einsatz von Tankrespiratoren zur Beatmung aus pulmonaler Indikation ist dadurch limitiert, daß sie eine hohe Atemarbeit, wie sie die Folge von erhöhter Resistance (intubierter Pat.!) und verminderter Compliance (Atelektase, Lungenödem, Pneumonie) ist, nur unzureichend leisten können.

1.4.3   Terminologie

Babylonische Sprachverwirrung: *„Wohlauf, lasset uns herniederfahren und ihre Sprache daselbst verwirren, daß keiner des andern Sprache verstehe!"* (1. Buch Mose, 11. Kap., V. 7)

Die gesamte Beatmungsterminologie ist für die meisten Anwender immer schwerer zu verstehen, da sie bisher noch keine einheitliche Klassifikation für Beatmungsgeräte und Beatmungsformen aufweist. Stattdessen herrschen Widersprüche, inkonsequente Klassifikationsansätze und Probleme durch ungenaue Übersetzung englischer Begriffe vor. Viele Firmen ziehen es vor, angeblich neue Beatmungsformen unter dem Gesichtspunkt des Marketings zu benennen und haben keinerlei Interesse an einer einheitlichen, transparenten Terminologie, die dem Anwender einen Vergleich der verschiedenen Beatmungsformen bzw. -geräte anhand weniger, definierter Begriffe erlaubt. Insbesondere bei modernen Beatmungsformen „drängt" es viele Hersteller geradezu, diese für ihr

1

Gerät mit einer eigenen, eingetragenen Marke zu bezeichnen. So wird der Anwender bei der biphasischen Ventilation mit einer Vielzahl von Hersteller-spezifischen Bezeichnungen konfrontiert, z. B. BIPAP (Dräger), Bi-Vent (Siemens), BiLevel (Puritan Bennett) und PCV+ bzw. PSIMV+ (Hamilton). Ein weiteres Problem besteht darin, daß die Bildung eines „soliden" und umfassenden Konzepts für die Beatmungsterminologie bisher aufgrund der rasanten technischen Entwicklung der Mikroprozessor-gesteuerten Beatmungsgeräte nicht möglich war.

Das von Robert L. Chatburn entwickelte Klassifikationssystem, das 1992 auf der Consensus Conference der American Association for Respiratory Care (AARC) vorgestellt wurde, weist einige interessante Ansätze auf, hat aber im deutschsprachigen Raum bisher kaum Eingang in die Fachliteratur bzw. noch überhaupt keine Verwendung im Sprachschatz der Anwender und Gerätehersteller gefunden. Deshalb wird in diesem Rahmen kein einheitliches Terminologiekonzept vorgestellt, sondern es werden nur eine wenige, für das Verständnis der Ventilationsformen erforderliche Ausdrücke z. T. in Anlehnung an die AARC-Klassifikation (Termini in Klammern) definiert.

Ventilationszyklus

Zeitraum vom Beginn der Inspiration bis zum Ende der Exspiration. Ein Ventilationszyklus läßt sich in folgende Phasen bzw. Zeitpunkte gliedern:
- Inspiration
- Umschaltung von Inspiration auf Exspiration
- Exspiration
- Umschaltung von Exspiration auf Inspiration.

Bei manchen Ventilationsformen findet nicht während der gesamten Inspiration oder Exspiration ein Gasfluß statt, so daß dann ggf. die Inspiration oder Exspiration nochmals in eine Gasfluß- und eine Pausenphase (z. B. inspiratorische Pause) unterteilt werden können.
- Die *Atem- oder Beatmungsfrequenz* ist die Anzahl der Atemzüge oder -hübe pro Minute
- Das *Atemzeit- oder I:E-Verhältnis* ist der Quotient aus Inspirations- und Exspirationsdauer. Beispiel: Atemzyklus: 5 Sek., In-

spirationsdauer: 2,5 Sek., Exspirationsdauer: 2,5 Sek. → Atemfrequenz = 12/Min., I:E-Verhältnis = 1:1.

1

Durch Druck, Volumen, Flow oder Zeit werden Beginn, Verlauf und Ende der einzelnen Ventilationsphasen festgelegt.

Jeder einzelne Ventilationszyklus kann klassifiziert werden anhand der folgenden Parameter:
- Umschaltkriterium für die Auslösung der Inspiration
- Inspiratorischer Kontrollparameter
- Begrenzungsparameter
- Umschaltkriterium von Inspiration auf Exspiration
- Exspiratorischer Kontrollparameter
- Parameter für den Wechsel von einer Ventilationsform auf eine andere.

Umschaltkriterium für die Auslösung der Inspiration ("trigger variable")

Wird der Beginn der Inspiration durch Messung eines bestimmten Druck-, Flow- oder Volumen-Meßsignals ausgelöst, so handelt es sich immer um eine Pat.-induzierte Inspiration. Bei einer Maschinen-induzierten Auslösung legt der Parameter Zeit das Ende der Exspiration und damit den Beginn der Inspiration fest

Inspiratorischer Kontrollparameter ("control variable")

Bei jeder Beatmungsform wird am Beatmungsgerät eine inspiratorische Zielgröße (Druck, Volumen oder Flow) und ihr zeitlicher Verlauf festgelegt. Dieser Kontrollparameter wird nicht von Veränderungen der Compliance und der Resistance des Pat. beeinflußt:
- *Kontrollparameter Druck* (u. U. zusätzlich zeitlicher Verlauf des Drucks): Flow und Volumen sind abhängig von der Compliance und Resistance des Pat. sowie der inspiratorischen Flowzeit
- *Kontrollparameter Volumen* (sowie zeitlicher Verlauf des Flows): Druck ist abhängig von der Compliance und Resistance des Pat.
- Kontrollparameter Flow:
  - Flow und Zeit: Das Volumen ist durch den vorgegebenen Flow festgelegt, der Druck ist abhängig von der Compliance und Resistance des Pat.
  - Flow und Druck: Das Volumen ist abhängig von der Compliance und Resistance des Pat.

1

Begrenzungsparameter: („limit variable")
Für Druck, Volumen und Flow können aus Sicherheitsgründen Maximalwerte festgelegt werden, die nicht überschritten werden können. Je nach Gerät haben sie entweder keinen Einfluß auf die Beendigung der Inspirationsphase oder ihr Erreichen führt zu einer automatischen Sicherheitsumschaltung auf die Exspiration

Umschaltkriterium von Inspiration auf Exspiration („cycle variable")
Jede Inspiration wird dadurch beendet, daß eine der vier möglichen Zyklusvariablen Druck, Flow, Volumen oder Zeit einen definierten Wert erreicht und dadurch die Exspiration auslöst. Die meisten Beatmungsgeräte arbeiten „zeitgesteuert": Umschaltung auf Exspiration erfolgt nach Ablauf der Inspirationszeit, die z. B. durch die Vorgabe der Atemfrequenz und des I:E-Verhältnisses festgelegt wird.

Exspiratorischer Kontrollparameter („baseline variable")
Als exspiratorische Zielgröße kann der endexspiratorische Druck (☞ 1.4.4) alleine (Flow = 0) oder in Kombination mit dem Flow (exspiratorischer Konstantflow zur Erleichterung der nachfolgenden Spontanatmung) festgelegt werden.

Parameter für den Wechsel von einer Ventilationsform auf eine andere („conditional variable")
Ist eine Ventilationsform aus mehreren Ventilationsformen zusammengesetzt (z. B. SIMV aus Beatmung und Spontanatmung), muß die Steuerung des Ventilators anhand des Erreichens eines festgelegten Wertes eines Parameters (Druck, Flow, Volumen oder Zeit) entscheiden, wann sie welche Ventilationsform anwendet. Beispiel: Festlegung anhand definierter Parameter im SIMV-Modus, ob der Pat. einen Atemhub durch das Gerät erhält oder ob er spontan atmen kann.

Ventilationstyp („breath type")
Je nachdem, ob die Parameter der Inspiration durch die Beatmungsmaschine oder durch den Pat. gesteuert werden, lassen sich anhand der vier möglichen Kombinationen jeweils Ventilationstypen definieren (☞ Tab. 1.3). Ein vereinfachtes Konzept betrachtet nur das Umschaltkriterium für die Auslösung der Inspiration und das Umschaltkriterium von Inspiration auf Exspiration und sieht deshalb nur zwei Typen vor, nämlich den mandatorischen (manda-

torisch = „zwangsweise"; Umschaltung maschinengesteuert) und den spontanen (Umschaltung patientengesteuert) Ventilationstyp.

1

Tab. 1.3: Definition von Ventilationstypen anhand der Steuerung der Parameter der Inspiration durch Maschine bzw. Patient			
Ventilationstyp	**Parameter: Steuerung**		
	Umschaltung E → I	**Aktion**	**Umschaltung I → E**
mandatorisch	Maschine	Maschine	Maschine
assistiert	Patient	Maschine	Maschine
unterstützt	Patient	Maschine	Patient
spontan	Patient	Patient	Patient

Ventilationsform/-modus („ventilator mode")
Eine bestimmte Ventilationsform wird definiert anhand der Ventilationstypen und der spezifischen Besetzung der jeweiligen Parameter. Jeder Atemzyklus einer Beatmungsform läßt sich als *Beatmungsmuster*, d. h. als Zeitdiagramm von Druck, Flow und Volumen darstellen.

1.4.4 Technik der Beatmungsgeräte

Auf der AARC-Consensus Conference wurde ein einfaches Schema vorgestellt, mit dem die Beatmungsgeräte aufgrund weniger technischer Merkmale klassifiziert werden können:
- Energieversorgung: O_2/Druckluft (Farbkodierung ☞ 1.5) und/oder Elektrizität (Wechsel- oder Gleichstrom, Batterie)
- Antriebsmechanismus: externe oder interne Gaskompression; Kontrollventile pneumatisch oder elektromagnetisch
- Kontrollschema:
  - Steuerung: mechanisch, pneumatisch, hydraulisch, elektrisch, elektronisch
  - Kontrollparameter: Druck, Flow, Volumen
  - Umschaltkriterium für die Auslösung der Inspiration, Begrenzungsparameter, Umschaltkriterium von Inspiration auf Exspiration, endexspiratorischer Druck

– Parameter für den Wechsel von einer Ventilationsform auf eine andere
- Kontrollparameter-Zeit-Diagramm: Kurvenverlauf (rechteckig, dezelerierend, akzelerierend, sinusförmig, exponentiell)
- Alarmsysteme
- Farbkodierung der Gasanschlüsse (☞ 1.5).

1

1.4.5 PEEP

- Auto-PEEP, intrinsischer PEEP ☞ 1.6.3
- ZEEP (zero endexpiratory pressure): Der Atemwegsdruck und der Atmosphärendruck sind am Ende der Exspirationsphase identisch
- PEEP (positive endexpiratory pressure): Durch entsprechende Einstellung am Beatmungsgerät wird das endexspiratorische Druckniveau auf einen Wert > 0 angehoben → Vergrößerung der FRC sowie Recruitment endexspiratorisch verschlossener Alveolarbezirke → Verbesserung des Ventilations/Perfusionsverhältnisses → Abnahme der intrapulmonalen Shuntdurchblutung. Im klinischen Alltag wird der Begriff PEEP meist nur bei maschineller Beatmung verwendet. Bei Spontanatmungsverfahren spricht man besser von CPAP (continuous positive airway pressure)
- NEEP (negative endexpiratory pressure): Negativer endexspiratorischer Druck, in modernen Beatmungsgeräten wegen Atelektasengefahr nicht mehr realisiert ("Wechseldruckbeatmung")

Air trapping: Während der Auto-PEEP (☞ 1.6.3) durch eine intrapulmonale, dynamische Druckkonstanz gekennzeichnet ist, baut sich beim air trapping ein von Atemhub zu Atemhub ansteigender Atemwegsdruck auf → Gefahr eines Barotraumas. Ursache: meist Atemwegswiderstände, z. B. exspiratorisch kollabierte Bronchien, durch Kondenswasser in den Atemschläuchen, abgeknickte Beatmungsschläuche oder verlegte Tuben → Verlängerung der erforderlichen exspiratorischen Flowzeit über die eingestellte Exspirationszeit → das Tidalvolumen kann nicht vollständig ausgeatmet werden → ständige Erhöhung des Spitzen- und Plateaudrucks bis zum Erreichen der oberen Druckgrenze bzw. des eingestellten Arbeitsdrucks des Beatmungsgerätes.

1

1.4.6 Trigger

Einrichtung des Beatmungsgeräts, die aus Druck-, Volumen- und/oder Flowänderungen die spontane Inspiration des Patienten erkennt → ggf. bei Erreichen der eingestellten Triggerschwelle (s. u.) Umschaltung in die Inspirationsphase und Auslösung eines maschinellen Beatmungshubs.

- Inspiratorischer Sog: der vom Pat. aufgebrachte inspiratorische Flow
- Triggerschwelle: Druck-, Volumen- oder Flowwert, der zum Ansprechen des Triggers überschritten oder unterschritten werden muß
- Triggerlatenzzeit: Zeit, die vom Erreichen des Triggerschwellenwertes bis zum Einsetzen der maschinellen Inspiration vergeht
- Erwartungsfenster: Zeitraum, in dem die Triggerfunktion aktiv ist
- Relativer Drucktrigger: Der am Respirator eingestellte Triggerschwellenwert bezieht sich auf den ebenfalls eingestellten endexspiratorischen Atemwegsdruck (PEEP oder CPAP). Die Triggerschwelle wird daher als Unterdruck unter dem PEEP- oder CPAP-Wert eingestellt. Bei Änderung der PEEP/CPAP-Einstellung wird die Triggerschwelle automatisch parallel mitgeführt. Die Skala für die Einstellung des relativen Druck-Triggers weist nur Zahlenwerte oder mit einem „Minus" gekennzeichnete Zahlenwerte auf.
- Absoluter Drucktrigger: Der Triggerschwellendruckwert wird immer auf den Druck null bezogen (positive und negative Werte möglich). Da für den Patienten der von ihm aufzubringende Unterdruck unter das PEEP/CPAP-Niveau maßgebend ist, muß der absolute Drucktrigger immer, also insbesondere auch bei Änderungen, an dieses Niveau angepaßt werden. Ein absoluter Drucktrigger kann durch positive und negative Einstellwerte am Respirator erkannt werden.

Fehleinstellungen beim absoluten Trigger

Wird beim absoluten Trigger die Anpassung an einen erhöhten endexspiratorischen Druck vergessen, so erhöht sich der Triggerschwellenwert genau um den Betrag der PEEP-Änderung. Das bedeutet, daß der Pat. eine größere Atemanstrengung erbringen muß, um den kontrollierten Beatmungshub auszulösen. Eine unterbliebene Angleichung des absoluten Triggers bei Erniedrigung des PEEP-Wertes führt zur Eigentriggerung des Gerätes. Neuere Geräte sind zur Vermeidung dieser Fehleinstellungen mit einem relativen Trigger ausgerüstet.

Cave: Ein *absoluter* Trigger bezieht sich auf den *Druck null.* Bei Veränderungen des endexspiratorischen Druckes, muß er immer angepaßt werden. Ein *relativer* Trigger bezieht sich immer auf den *endexspiratorischen Druck.* Bei Veränderungen paßt er sich automatisch an den neuen endexspiratorischen Druck an.

1

1.5   Narkosebeatmung

Besonderheiten der Narkosebeatmung

Die Narkosebeatmung unterscheidet sich von der Intensivbeatmung häufig durch die Relaxation des Patienten zu chirurgischen Zwecken → Übernahme und Steuerung der Atemarbeit durch das Narkosebeatmungsgerät.

Besonderheiten der Narkosebeatmungsgeräte

Narkosebeatmungsgeräte unterscheiden sich aufgrund ihrer Aufgabenstellung von Intensivbeatmungsgeräten in einigen Punkten:

- Gasversorgung mit Farbkodierungen und gasspezifischen Geräteanschlüssen nach DIN 13 252): Zusätzlich zu Sauerstoff (blau, farbneutral oder weiß nach ISO 32), Druckluft (gelb, oder schwarz-weiß nach ISO 32) und Vakuum (farblos durchsichtig, farbneutral oder gelb nach ISO 32) wird noch Lachgas (grau, farbneutral oder blau nach ISO 32) benötigt. Die Verwendung von Xenon ist noch rein experimentell. Versorgung über einen zentralen Gasanschluß oder Flaschen
- Atemgasdosierung: Die Dosierung von Sauerstoff, Druckluft und Lachgas erfolgt häufig mittels Feinregulierventilen in Glasflußröhren (Rotameter)
- Applikation volatiler Anästhetika: Halothan, Enfluran, Isofluran, Desfluran und Sevofluran werden dem Pat. über gerätespezifische Narkosemitteldosiereinrichtungen (Verdampfer, Verdunster, Vergaser) zugeführt. Aufgrund der unterschiedlichen Stoffeigenschaften wird für jedes volatile Anästhetikum eine eigene, entsprechend kalibrierte Dosiereinrichtung benötigt
- Narkosesystem:
  - System *ohne Rückatmung:* der Pat. erhält ausschließlich Frischgas. *Vorteil:* geringer apparativer Aufwand, vereinfachte Narkoseführung aufgrund der schnell möglichen Gaskonzentrationsänderungen. *Nachteil:* hoher Narkosegasverbrauch → Umweltbelastung, Schleimhautschädigung der Trachea und Bronchien aufgrund nichtklimatisierter Atemgase
  - System *mit teilweiser Rückatmung:* ein Teil des exspirierten Gasgemisches wird nach Kohlendioxidelimination dem Pat. wieder über die Inspiration zugeführt. *Vorteil:* geringerer Narkosemittelverbrauch → Minderung der Umweltbelastung,

Klimatisierung der Atemgase. *Nachteil:* Gaskonzentrationsänderungen verlaufen bei Änderungen der Frischgaszusammensetzung langsamer; apparativer Aufwand (Dichtigkeit des Systems, Monitoring) erhöht.

Low-flow-System: ca. 1 l/Min. Frischgaszufuhr.

Minimal-flow-System: ca. 0,5 l/Min. Frischgaszufuhr

– *System mit vollständiger Rückatmung:* Geschlossenes oder total geschlossenes System. Frischgaseinspeisung von Sauerstoff, Lachgas und volatilen Anästhetika entspricht jederzeit dem aktuellen Bedarf bzw. Verbrauch des Pat. Nur Kohlendioxid verläßt das Narkosesystem.

1

1.6 Überwachung des Beatmungspatienten

Allgemeine Überwachung: wiederholte körperliche Untersuchung des Patienten mit oder ohne technische Hilfsmittel (Stethoskop, Thermometer, Röntgengerät).

Monitoring: Kontinuierliche Messung von Schlüsselgrößen vitaler Funktionen, Alarmierung bei signifikanter Parameteränderung sowie Trenddarstellung der Meßwerte zur Beurteilung von Therapie und Prognose.

> **Beatmete Patienten müssen *kontinuierlich* überwacht werden! Die Überwachung des Pat. mit einfachen Methoden ohne Hilfsmittel führt oft weiter als die Fixierung auf Meßwerte von komplexen Monitoringgeräten (oft schwierige Interpretation, Artefakte, Kalibrierfehler).**

1.6.1 Grundlagen zum Verständnis

Monitoring des Herz-/Kreislaufsystems bei beatmeten Pat.

- *Widerstände im Herz-/Kreislaufsystem:*
  - Pulmonaler Widerstand: wird aufgrund der Beatmung verändert. Je höher der Druck in der Lunge, um so größer wird der Lungenwiderstand → vom rechten Herzen ist Arbeit zur Überwindung des Lungenwiderstands im Kreislaufsystem aufzubringen
  - Systemischer Widerstand und Lungenwiderstand können sich krankheitsbedingt bzw. durch Medikamentenwirkungen verändern
- Zur Abschätzung der Widerstandsveränderungen kann ein *invasives Kreislaufmonitoring* erforderlich sein:
  - $R = \Delta p / \dot{V}$ → zur Bestimmung des Widerstands sind der Druck [mbar] vor und hinter dem Widerstand sowie der Volumenstrom [l/s] zu bestimmen
  - Mittels invasiver RR-Messung und Pulmonaliskatheter können Messungen des Drucks an 4 Punkten und des Volumenstroms an 1 Stelle des vereinfachten Herz-/Kreislaufmodells vorgenommen werden → Berechnung des systemischen und pulmonalen Widerstands

1

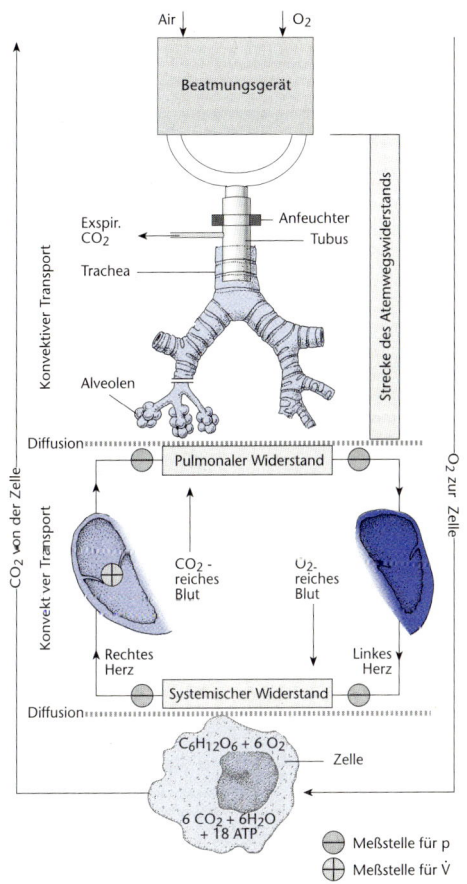

Abb. 1.11: Schema des Herz-/Kreislaufsystems

- *Zusätzlich nichtinvasives Monitoring:*
  - EKG: Steuerung der „4 Pumpen des Herzens" (☞ 1.6.3)
  - Pulsoxymetrie: arterielle O_2-Sättigung (☞ 1.6.4)
  - Exspiratorische CO_2-Messung (☞ 1.6.4).

1.6.2 Allgemeine Überwachung

Vitalfunktionen

Grundlage jeder intensivmedizinischen Überwachung ist die engmaschige Überprüfung, Dokumentation und Interpretation der Vitalfunktionen des Pat. Nach Möglichkeit immer zuerst den Pat. befragen. Beobachtungen des Pflegepersonals als Fremdanamnese nutzen!

Bewußtsein

Pat. ansprechen: „Wie geht es Ihnen", ggf. dabei Weckreiz ausüben: Pat. (vorsichtig!) an den Schultern schütteln, in eine Hautfalte in der Orbitagegend oder in die Achselfalte kneifen → Antwort oder motorische Reaktion?

Pat. wach und bezüglich Zeit, Ort und seiner Person orientiert oder verlangsamt, schläfrig, schwer erweckbar oder komatös? Hat der Pat. Medikamente erhalten, die sein Bewußtsein beeinflussen?

Puls

Normalwert für Erwachsene: 60–90/Min. Puls regelmäßig oder unregelmäßig? Frequenz und Rhythmus auch am EKG-Monitor visualisierbar. Pulsqualität aber nur mit dem tastenden Finger erfaßbar: schwach bis fadenförmig → RR ↓ oder HZV ↓ oder kräftig und pochend → RR ↑ oder HZV ↑.

Atemfrequenz

Normalwert für Erwachsene: ca. 18/Min. Mögliche Ursachen für *Tachypnoe* (AF > 30/Min.): Hypoxämie, Fieber, metabolische Azidose, Angst, Schmerzen. *Bradypnoe* (AF < 10/Min.) möglich bei Atemdepression (Sedativa, Analgetika), Hypothermie und Schädel-Hirn-Trauma.

Auf dem Krankenblatt nicht nur die Atemfrequenz des Beatmungsgerätes bei beatmetem Pat., sondern auch die Atemfrequenz des spontan atmenden Pat. notieren!

1

Temperatur

- Fieber (oft Zeichen für eine Infektion) → Stoffwechsel ↑ und Sauerstoffverbrauch ↑
- Hypothermie (oft bei Pat. aus dem OP oder der Notfallambulanz) → Stoffwechsel ↓, Sauerstoffverbrauch ↓ und Kohlendioxidproduktion ↓. Kältezittern produziert Wärme, benötigt aber viel Energie. Periphere Vasokonstriktion minimiert Wärmeverluste, kann aber hämodynamisch ungünstig sein wegen des erhöhten systemischen vaskulären Widerstands.

Körperliche Untersuchung

Die körperliche Untersuchung ist ein essentieller Bestandteil der Überwachung des beatmeten Pat.:

- Herleitung der Indikation für spezielle Überwachungsmaßnahmen
- Einziges Mittel, um bei einem Alarm eines Monitors oder Beatmungsgeräts innerhalb von Sek. zwischen einem Fehlalarm und einer echten Bedrohung des Pat. zu unterscheiden.

Inspektion

Beobachtung des Pat. für ca. 30 Sek. → Informationen über Geschlecht, Alter, Größe, Gewicht, Körperhaltung bzw. Lagerung, Hautfarbe (Zyanose!), Thoraxform und Atemmuster (Atemarbeit!) sowie evtl. über Schmerzen oder Atemnot des Pat.

Thoraxform: Faßthorax (bei COPD), Kyphose, Skoliose, Kyphoskoliose, Kielbrust, Trichterbrust, Z. n. medianer Sternotomie oder lateraler Thorakotomie, Thoraxdrainagen, Verbände?

Atemmuster
- Normale Inspiration: Vorwölbung des Bauches, dann Seitwärtsbewegung der unteren Rippen und schließlich Hebung des Sternums (passive Ausatmung in umgekehrter Reihenfolge)
- Pathologische Atemformen:
  - Paradoxe Atmung (Einziehung des Bauches während der Inspiration bei Ausfall der Zwerchfellfunktion)

– Inverse paradoxe Atmung bei verlegten Atemwegen
– Respiratorischer Alternans (abwechselndes Überwiegen von Zwerchfell- und Thoraxatmung bzw. periodischer Wechsel von normaler und paradoxer Atmung)
– Einsatz der in- bzw. exspiratorischen Hilfsmuskulatur (exzessive Atemarbeit!)
– Asymmetrische Thoraxexkursionen
– Schnelle, flache Atmung, „rapid shallow breathing index" (f/TV > 100): AF > 30/Min. und TV < 0,3 l
– Extrem langsame und tiefe Atmung
– Lippenbremse (Ausatmung durch die gespitzten Lippen)
– Abweichung vom normalen Atemzeitverhältnis (Inspiration:Exspiration:Pause = 1:1:1)
– Husten.

Palpation

Untersuchung durch beidseitiges Auflegen der Handflächen auf den rechten und linken Hemithorax → Prüfung der Symmetrie der Thoraxbewegung und des Stimmfremitus (nur bei nicht intubierten Pat.). Charakteristisches Knistern unter den tastenden Fingern deutet auf ein Hautemphysem hin.

Perkussion

Abklopfen des Thorax und Beurteilung der erzeugten Schallphänomene. Normalbefund: sonorer Klopfschall über dem gesamten Brustkorb. Eine Zunahme des Luftgehalts bewirkt einen hohlen Klang (hypersonorer Klopfschall bei Emphysem und Pneumothorax), ein verminderter Luftgehalt bewirkt einen dumpfen Klang (abgeschwächter Klopfschall bei Atelektase, Pneumonie und Pleuraerguß). Vergleichende Perkussion durch systematisches, gleichmäßiges Abklopfen des rechten und linken Hemithorax und Beurteilung der Symmetrie des Klopfschalls. Abgrenzende Perkussion zur Beurteilung der Zwerchfellverschieblichkeit bei In- und Exspiration, sowie der Herz- und Leberkonturen.

> Die Eindringtiefe des Klopfschalls beträgt nur ca. 5 cm → bei besonders muskelkräftigen oder adipösen Menschen ist die Lunge mittels Perkussion kaum zu erreichen.

1

Auskultation

- Das normale Atemgeräusch ist leise und weich, die Inspiration geht ohne Pause in die Exspiration über, von der nur der Beginn zu hören ist *(Vesikulär- oder Bläschenatmen)*
- Bei Kindern ist das Vesikuläratmen verschärft *(pueriles Atmen)*, bei älteren Menschen abgeschwächt
- Das Strömungsgeräusch über der Luftröhre ist lauter und rauher als das normale Atemgeräusch *(tracheales Atmen)*
- Das tracheale Atemgeräusch kann bei einer verbesserten Schalleitung durch Flüssigkeit (Lungenödem) oder Entzündung (Pneumonie) auch über der Lungenperipherie auftreten *(Bronchialatmen)*. Es ist sowohl inspiratorisch als auch exspiratorisch zu hören und weist eine Pause zwischen beiden Atemphasen auf
- *Abgeschwächte oder fehlende* Atemgeräusche ergeben sich bei der Verlegung größerer Bronchien oder bei aus anderen Gründen nicht belüftetem Lungengewebe (z. B. Atelektase, Pneumothorax, Pleuraerguß).

Pathologische Nebengeräusche

- *Kontinuierliche Nebengeräusche* (frühere Begriffe: trockene Nebengeräusche, wie Giemen, Pfeifen, Brummen und Schnurren) als Folge einer Strömungslimitierung durch endo- oder exobronchiale Obstruktion. Auftreten bevorzugt exspiratorisch
- *Diskontinuierliche Nebengeräusche* (früherer Begriff: feuchte Rasselgeräusche). Grobblasige Rasselgeräusche (laut und niederfrequent) entstehen beim Durchtritt von Luft durch Flüssigkeit in den zentralen Atemwegen (Bronchiektasen, Bronchitis, Schleimretention). Feinblasige Rasselgeräusche ergeben sich bei Obstruktion durch Flüssigkeit in den peripheren Atemwegen oder als Entfaltungsknistern bei Lungenödem, Pneumonie, Atelektase oder Fibrose
- *Atemsynchrone Reibegeräusche* sind nur bei trockener Rippenfellentzündung (Pleuritis sicca ohne Erguß) auskultierbar
- *Stridor* (auch ohne Stethoskop hörbar!) imponiert als stöhnendes bis pfeifendes inspiratorisches Geräusch. Ursache: Stenose im Larynx- oder Tracheabereich.

Thoraxröntgenbild

Indikation beim beatmeten Pat.: „Routineaufnahme" zur (prognostischen) Verlaufsbeobachtung von Verschattungen (Atelektase, Erguß, Infiltrat) oder zum Ausschluß einer Komplikation (Pneumothorax) nach einer invasiven Maßnahme (zentraler Venenkatheter, Pleuradrainage). Ergänzung der körperlichen Untersuchung und Unterstützung zur Indikationsstellung zu anderen bildgebenden Verfahren wie Thoraxsonographie und Thorax-CT.

Cave: Indikation einer „täglichen Routineaufnahme" immer kritisch hinterfragen!

Tab. 1.4: Unterschiede zwischen Bettaufnahme und Standardtechnik		
Kriterium	**Bettaufnahme**	**Standardtechnik**
Zwerchfellstand	hoch	tief und flach
Lungenvolumen	vermindert	maximal
Herzgröße	vergrößert	annähernd korrekt
Lungendurchblutung	gleichmäßig	schwerkraftabhängig
Pleuraerguß	läuft aus („Milchglasphänomen")	sammelt sich im kostodiaphragmalen Sinus
Atelektase	meist schwerkraftbedingt dorsal, nicht abgrenzbar	anatomisch definiert, damit gut abgrenzbar

1.6.3 Herz-Kreislaufmonitoring

Bei beatmeten Pat. ist ein kontinuierliches Monitoring von Herzfrequenz, EKG, Blutdruck, spO_2 und exspiratorischer Kohlendioxidkonzentration essentiell, um festzustellen, ob das Beatmungsgerät entsprechend seiner Einstellung arbeitet und welche Auswirkungen die Beatmung (neben anderen therapeutischen Maßnahmen) auf die kardiopulmonale Situation des Pat. hat. Alarmauslösung, wenn die gemessenen Größen einen vorgegebenen Bereich verlassen.

1

Fehlalarme können durch Bewegungen des Pat. oder Artefakte ausgelöst werden. Trotzdem darf die Alarmfunktion bei beatmeten Pat. nie abgeschaltet werden! Moderne Monitore verfügen über Alarme mit einer zeitlich begrenzten Unterdrückbarkeit (kann die Ursache der Alarmauslösung nicht in einem definierten Zeitraum behoben werden, so beginnt der Alarm von Neuem). Bei einem „echten" Alarm kann schnelles und richtiges Handeln für den Pat. lebensrettend sein! Modernes und komplexes Monitoring erfordert gut ausgebildetes Personal und kann bei der frühzeitigen Erkennung und Lokalisierung von Problemen helfen.

EKG-Monitoring

Kontinuierliche Ableitung eines EKG bei allen beatmeten Pat. zur Früherfassung einer Bradykardie, Tachykardie, Arrhythmie, Myokardischämie (Brustwandableitung V5) oder Schrittmacherfehlfunktion. Zusätzlich Bestimmung der Atemfrequenz aus atemsynchronen Thoraximpedanzänderungen über die EKG-Elektroden.

Ca. 50% aller chirurgischen Pat. zeigt postoperativ Herzrhythmusstörungen. Harmlose Rhythmusstörungen (z. B. Extrasystolie) sind häufig Vorboten gefährlicher Störungen → Ausschluß möglicher Ursachen wie Elektrolytimbalancen oder einer respiratorischen Insuffizienz.

Blutdruckmessung

Nichtinvasive Blutdruckmessung

Parameter: peripherer systemischer arterieller Blutdruck. Die Messung erfolgt heute meist mittels automatischer Blutdruckmeßgeräte. *Vorteile:* unterliegen nicht den subjektiven Einflüssen des Untersuchers, häufige und regelmäßige Messung möglich. *Nachteile:* Unzuverlässigkeit bei kreislaufinstabilen Patienten, gelegentlich schmerzhaftes Aufpumpen der Manschette bei hohem Blutdruck. In Zweifelsfällen oder bei unzuverlässigen automatischen Messungen muß manuell gemessen werden.

Invasive oder direkte Blutdruckmessung

Indikation: kritisch kranke Pat. (v. a. beatmete oder kardiopulmonal instabile Pat.). Kontinuierliche Messung des Blutdrucks in ver-

1

schiedenen Abschnitten des Gefäßsystems: zentralvenös, pulmonal arteriell und systemisch arteriell.

> **Pulmonalarterienkatheter gestatten neben dem Monitoring verschiedener Drücke, des Herzzeitvolumens und ggf. der gemischtvenösen Sauerstoffsättigung die Berechnung einer Reihe hämodynamischer Zielgrößen für den rationalen Einsatz von Volumenersatzmitteln, Vasodilatatoren und Sympathomimetika.**

Verfahren, die die Thermodilution und Pulskonturanalyse kombinieren (PiCCO®), erlauben eine kontinuierliche HZV-Messung sowie die Abschätzung des intrathorakalen Blutvolumens und des extravaskulären Lungenwassers.

1.6.4 Respiratorisches Monitoring

Blutgasanalyse

Die Blutgasanalyse dient zur Diagnostik und Therapiekontrolle bei Problemen des Gasaustauschs und des Säure-Basen-Haushalts.

Direkt gemessene Parameter:
- pH: 7,40 ± 0,05
- p_aO_2: 70–100 mmHg bei einer F_IO_2 von 0,21 (abhängig insbesondere vom Lebensalter)
- p_aCO_2: 40 ± 5 mmHg

Abgeleitete Parameter:
- HCO_3^- (Bikarbonat): 22–28 mmol/l
- SBC (Standard-Bikarbonat): 22–26 mmol/l
- BE (Base Excess, Basenabweichung): ± 2

Störungen des Gasaustauschs
- Respiratorische Partialinsuffizienz (bei Erkrankungen des Lungenparenchyms): $p_aO_2 \downarrow$, p_aCO_2 normal oder $\downarrow$
- Respiratorische Globalinsuffizienz (bei Störungen des Atemantriebs oder der Atemmechanik): $p_aO_2 \downarrow$, $p_aCO_2 \uparrow$.

Störungen des Säure-Basen-Haushalts
- Respiratorische Azidose (z.B. bei Opiatintoxikation, Guillain-Barré-Syndrom, Myasthenie, Asthma, Lungenödem, Rippenserienfraktur): pH $\downarrow$, $p_aCO_2 \uparrow$

1

- Respiratorische Alkalose (z. B. Hyperventilationssyndrom, SHT, Sepsis, mäßig ausgeprägte Lungenerkrankungen aufgrund reflektorischer Stimulation durch Hypoxie): pH ↑, p_aCO_2 ↓

> **Periphere arterielle Verweilkanülen mit Spülsystem stellen einen einfachen und dauerhaften Zugangsweg für arterielle Blutgasproben dar.**

Oxymetrie

Optische Methode zur Bestimmung des oxygenierten Hämoglobins im Blut. Grundlage: die verschiedenen Formen von Hämoglobin, z. B. oxygeniertes (O_2Hb) und desoxygeniertes Hämoglobin (Hb), Methämoglobin (MetHb) und Carboxyhämoglobin (COHb) absorbieren Licht verschiedener Wellenlängen. Oxymeter für den in-vitro-Gebrauch (CO-Oxymeter) verwenden vier verschiedene Wellenlängen und können damit alle vier Hb-Formen und den gesamten Hb-Gehalt quantifizieren. Die in-vivo-Verwendung von Spektrophotometern mit zwei Wellenlängen ist normalerweise völlig ausreichend, da MetHb und COHb selten in klinisch relevanten Größen auftreten.

Pulsoxymetrie

Pulsoxymeter messen die arterielle Sauerstoffsättigung (spO_2 = partielle s_aO_2) kontinuierlich und nicht-invasiv mittels Licht zweier Wellenlängen (rot und infrarot), einer für Oxyhämoglobin (O_2Hb) und einer für desoxygeniertes Hämoglobin (Hb):

$$psO_2 \text{ [\%]} = (O_2Hb)/(O_2Hb+Hb) \times 100$$

Der Aufnehmer, der die Lichtquelle und den Detektor enthält, kann an jedem pulsierenden Gefäßbett angebracht werden (Erwachsene und Kinder: Finger, Zehen, Nase und Ohrläppchen; Säuglinge und Neugeborene: Hände, Füße, Penis und Wangen). Pulsoxymeter besitzen im Bereich zwischen 70 und 100 % Sauerstoffsättigung eine Genauigkeit von wenigstens ± 2 % (95 % Vertrauensgrenze), sofern nicht signifikante Mengen an fetalem oder CO-Hämoglobin vorliegen. Das bedeutet, daß eine psO_2 von 97 % einem p_aO_2 von 80 mmHg (psO_2 = 95 %) oder 150 mmHg (psO_2 = 99 %) entsprechen kann. Dieses Problem besteht bei der fiberoptischen Messung der gemischtvenösen Sauerstoffsättigung nicht, da sich die Werte von $p_{\bar{v}}O_2$ und $s_{\bar{v}}O_2$ auf dem steilen Abschnitt der Sauerstoffdissoziationskurve befinden.

- Die Pulsoxymetrie ist die schnellste Methode zur Erkennung einer Hypoxämie
- $spO_2 \geq 95\,\%$ → Sicherheit hinsichtlich der Oxygenierung des Pat. (ggf. Gefahren der Hyperoxie bedenken)
- spO_2-Werte $< 95\,\%$ → Anlaß zu diagnostischen (BGA) oder therapeutischen Maßnahmen (z.B. Erhöhung der Sauerstoffkonzentration)
- Bei Raumluftatmung ist aufgrund der Alveolargasgleichung bei einer $spO_2 > 93\,\%$ eine Hyperkapnie ausgeschlossen
- Meßfehler, z.B. durch Bewegungsartefakte, unzureichende Perfusion bei Zentralisation oder Hypothermie, Nagellack → evtl. Meßsonde statt am Finger am Ohrläppchen anbringen
- Überschätzen der Meßwerte (falsch positive Ergebnisse) bei Dyshämoglobinämien: CO-Exposition (z.B. Raucher, Suizidversuch mit Autoabgasen, Rauchgasinhalation) oder Met-Hb (Nitritvergiftung).

Exspiratorische Kohlendioxidmessung

Durch die nichtinvasive Messung der exspiratorischen Kohlendioxidkonzentration bei intubierten oder tracheotomierten Pat. erhält man am Ende jeder Ausatmung die alveoläre Kohlendioxidkonzentration und damit ggf. auch den arteriellen pCO_2.

Die Messung erfolgt anhand der Absorption von infrarotem Licht durch Kohlendioxid mit Geräten, die entweder im Hauptstrom (Meßküvette zwischen Tubuskonnektor und Y-Stück) oder im Nebenstrom (Meßküvette im Gerät) messen.

Kapnometer: das Gerät zeigt für jeden Atemzug die endexspiratorische Kohlendioxidkonzentration an.

Kapnograph: kontinuierliche Wiedergabe der in- und exspiratorischen Veränderungen der Kohlendioxidkonzentration als Kurve (Kapnogramm, ☞ Abb. 1.10). Folgende Abschnitte des Kapnogramms werden unterschieden: mit Beginn der Ausatmung wird das Gas ausgeatmet, das beim letzten Atemzug im Totraum verblieben ist. Es hat nicht am Gasaustausch teilgenommen und enthält deshalb auch kein Kohlendioxid ($1 \rightarrow 2$). Danach folgt eine

Mischung aus Totraum- und Alveolargas, die Kohlendioxidkonzentration steigt rasch an (2 → 3). Wenn nur noch Alveolargas ausgeatmet wird, ist die Kohlendioxidkonzentration ziemlich konstant und das Kapnogramm geht in die sog. Plateauphase (3 → 4) über. Im Idealfall, d. h. wenn sich alle durchbluteten und nicht durchbluteten Alveolen gleichzeitig und gleichmäßig entleeren, ist die Kohlendioxidkonzentration in dieser Phase konstant und das Plateau waagrecht. In der Realität aber entleeren sich die meisten nicht perfundierten Alveolen zuerst und verursachen zu Beginn dieser Phase einen Totraum-Effekt und damit eine etwas niedrigere Kohlendioxidkonzentration. Dies hat zur Folge, daß das Plateau des normalen Kapnogramms (3 → 4) leicht ansteigt. Die höchste Kohlendioxidkonzentration am Ende der Plateauphase (4) wird als endexspiratorische oder endtidale Kohlendioxidkonzentration bezeichnet. Die arterio-endtidale Kohlendioxidpartialdruckdifferenz ($p_{a-et}CO_2$) beträgt beim gesunden Menschen 1–7 mmHg. Der Beginn der nächsten Einatmung führt zu einer raschen Auswaschung des Kohlendioxid aus der Meßküvette und einem Abfall der Kohlendioxidkonzentration auf den Wert null (4 → 5).

Klinische Bedeutung der Kapnometrie und Kapnographie

Die Aussagekraft der Kapnometrie ist derjenigen der Pulsoxymetrie vergleichbar. Bestimmt man zu Beginn des Monitorings der exspiratorischen CO_2-Konzentration den arteriellen pCO_2, so kennt man die arterio-endtidale CO_2 Partialdruckdifferenz ($p_{a-et}CO_2$) und kann die Ventilation des Pat. sicher beurteilen, solange das Kapnometer normale Werte anzeigt.

- Eine erhöhte CO_2-Konzentration (Hyperkapnie) kann z. B. verursacht werden durch Hypoventilation, Hyperthermie oder Rückatmung.
- Ein Abfall der exspiratorischen CO_2-Konzentration ergibt sich durch Hypokapnie (Hyperventilation) oder Anstieg der $p_{a-et}CO_2$ (vermehrte Totraumventilation bei Lungenembolie, exzessivem PEEP oder Abfall des HZV).
- Ein plötzlicher Abfall der exspiratorischen Kohlendioxidkonzentration auf den Wert null ist charakteristisch für eine Extubation, Diskonnektion, Apnoe oder einen Herz-Kreislauf-Stillstand.

1

1

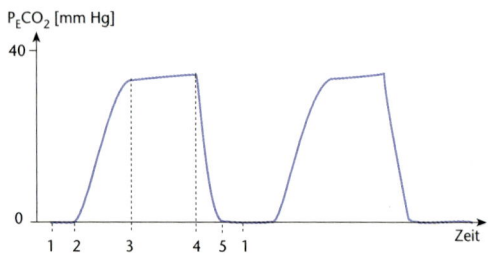

Abb. 1.12: Kapnogramm

An das Beatmungsgerät gebundenes Monitoring

In jedem Beatmungsgerät befinden sich Meßelemente für die inspiratorische Sauerstoffkonzentration, den Atemwegsdruck (inspiratorischer Spitzen-, Pausen- oder Plateaudruck und endexspiratorischer Atemwegsdruck), den Atemgasstrom oder Flow (kontinuierliche Bestimmung des inspiratorischen und exspiratorischen Flows) sowie die Zeit → Berechnung des in- und exspiratorischen Atemzug- bzw. Atemhubvolumens (Tidalvolumen) und Atemminutenvolumens, der Atem- bzw. Beatmungsfrequenz, des Atemzeitverhältnisses und des mittleren Atemwegsdrucks.

So kann z. B. die Darstellung der in- und exspiratorischen Flowkurven wertvolle Informationen geben:
- Bewertung von Spontanatmungsbemühungen des Pat. bei unterstützenden Verfahren (z. B. BIPAP)
- Hinweis auf Auto-PEEP (z. B. bei IRV), wenn der Flow am Ende der Exspiration noch nicht den Wert null erreicht hat. Der Auto-PEEP läßt sich aber anhand des Restflows nicht quantifizieren
- Zeichen einer Obstruktion bei exspiratorischer Flow-Limitierung.

Ferner werden gelegentlich – bei meist unzulässiger Vereinfachung der Verhältnisse – Werte für den Mundverschlußdruck P_{100} oder $P_{0,1}$, den intrinsischen PEEP oder Auto-PEEP, den Atemwegswiderstand und die Compliance des respiratorischen Systems berechnet.

Bei Narkosebeatmungsgeräten wird die Konzentration der Narkosegase (N_2O, volatile Anästhetika) in- und exspiratorisch gemessen.

Resistance unter Beatmung

Die inspiratorische Resistance unter Beatmung (R_I) errechnet sich aus dem Quotienten der Druckdifferenz zwischen Spitzen- (p_{peak}) und Plateaudruck (p_{plat}) und dem endinspiratorischen Flow ($\dot{V}_I$):

$$R_I = (p_{peak} - p_{plat})/(\dot{V}_I)$$

Diese Berechnung wird bevorzugt bei der Beatmung mit einem konstanten Inspirationsflow durchgeführt. Der größte Anteil der (in- und exspiratorischen) Resistance entfällt bei nicht obstruktiven Patienten auf den Trachealtubus. Bei Ausschluß einer Verlegung des Trachealtubus genügt als Verlaufsparameter bei der bronchospasmolytischen Behandlung beatmeter Pat. der inspiratorische Spitzendruck.

Statische Compliance des respiratorischen Systems (☞ Abb. 1.13)

Die statische Compliance unter Beatmung (C_{stat}) ergibt sich aus dem Verhältnis des exspiratorisch gemessenen Atemhubvolumens (TV) und der Druckdifferenz zwischen Plateau- (p_{plat}) und endexspiratorischem Druck (p_{eep}):

$$C_{stat} = (TV)/(p_{plat} - p_{peep})$$

Der endexspiratorische Druck p_{eep} ist die Summe aus dem am Beatmungsgerät eingestellten externen oder extrinsischen PEEP und dem intrinsischen oder dynamischen PEEP ($p_{eep} = PEEP_E + PEEP_I$). Intrinsischer PEEP oder Auto-PEEP entsteht unter Beatmung, wenn die Exspirationszeit für eine passive Ausatmung bis auf das normale FRC-Niveau nicht ausreicht und die nächste Einatmung beginnt, bevor alle Abschnitte der Lunge die Atemruhelage erreicht haben. Auto-PEEP ist die Regel bei Pat. mit akuter oder chronischer Atemwegsobstruktion oder Beatmung mit hohen Atemfrequenzen oder verlängerter Inspirationsphase, z. B. einer absoluten Exspirationszeit unter 1,5 Sek. Die Formel für C_{stat} lautet dann:

$$C_{stat} = (TV)/(p_{plat} - (PEEP_E + PEEP_I))$$

1

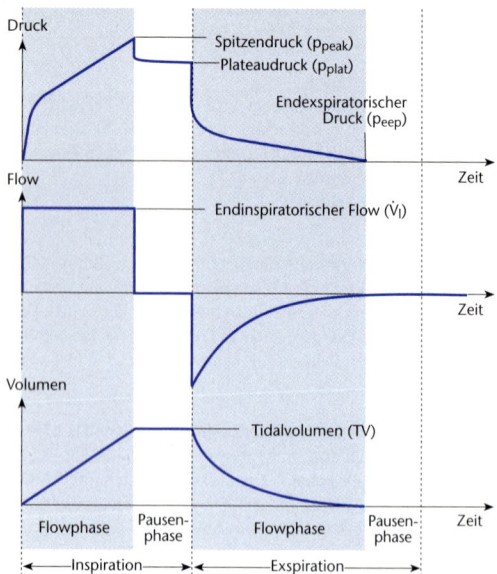

Abb. 1.13: Druck-, Flow- und Volumenverlauf eines Beatmungshubes mit konstantem Inspirationsflow: Berechnung der inspiratorischen Resistance (R_I) aus der Druckdifferenz zwischen Spitzen- und Plateaudruck sowie dem Inspirationsflow; Berechnung der effektiven statischen Compliance (C_{stat}) aus dem Tidalvolumen sowie der Druckdifferenz zwischen Plateau- und endexspiratorischem Druck

Dynamische Compliance

Die dynamische Compliance (C_{dyn}) reflektiert die Impedanz des Systems Patient/Beatmungsgerät, d.h. sowohl die Strömungswiderstände als auch die elastischen Retraktionskräfte. Diese „dynamische Charakteristik" entspricht dem Quotienten aus exspiratorisch gemessenem Atemhubvolumen und der Differenz aus Spitzen- und endexspiratorischem Druck:

$$C_{dyn} = (TV)/(p_{peak} - p_{eep})$$

1

PEEP und Auto-PEEP müssen beim Einsetzen für P_{eep} wieder entsprechend berücksichtigt werden (s. o.). Die dynamische Compliance oder Charakteristik ist eine Hilfskonstruktion für Beatmungsfälle, bei denen eine endinspiratorische Pause nicht vorgesehen ist oder das Beatmungsgerät kein manuelles endinspiratorisches Verschlußdruckmanöver erlaubt.

Werden die Druck- und Volumenschwankungen nicht am Trachealtubus, sondern im Beatmungsgerät gemessen, erhält man die effektive Compliance. Sie beinhaltet zusätzlich die innere Compliance des Respirators, der Befeuchterkaskade und der Beatmungsschläuche. Die innere Compliance beträgt bei den üblichen Erwachsenenbeatmungssystemen etwa 3–4 ml/mbar, d. h. pro mbar inspiratorischem Beatmungsdruck muß das Tidalvolumen um 3–4 ml vermindert in die obigen Gleichungen eingesetzt oder der Wert als effektive Compliance gekennzeichnet werden. Letztlich spielt die Richtigkeit der Algorithmen eine untergeordnete Rolle, weil diese atemmechanischen Parameter bestenfalls als Verlaufsparameter angesehen werden und alleine keine therapieentscheidende Bedeutung besitzen.

2

Ventilations-formen

U. v. Hintzenstern
A. Obermayer
H. Mang
T. Welte

Für die meisten Ventilationsformen sind mehrere Begriffe bzw. Abkürzungen in Gebrauch. Oft existieren auch deutsche und englische Versionen nebeneinander. Aus Gründen der Praktikabilität wurden die einzelnen Ventilationsformen jeweils unter dem Begriff verzeichnet, mit dem sie im klinischen Alltag am häufigsten benannt werden, d. h. meist mit der englischen Abbkürzung.

Die verschiedenen Ventilationsformen lassen sich anhand der jeweils vom Pat. zu erbringenden Atemarbeit einteilen. Bei der kontrollierten oder mandatorischen Beatmung ist der Pat. völlig passiv, d. h. das Beatmungsgerät übernimmt 100 % der zu leistenden Atemarbeit (full ventilatory support). Das andere Extrem ist die reine Spontanatmung (spontaneous breathing), bei der der Pat. die gesamte Atemarbeit und -steuerung völlig eigenständig leistet. Dazwischen liegen alle anderen Ventilationsformen, die die im Regelfall unzureichende Spontanatmung in höchst unterschiedlichem Ausmaß assistieren oder unterstützen (partial ventilatory support).

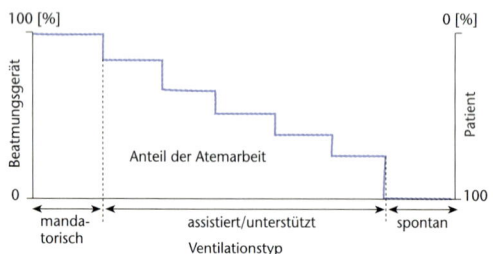

Abb. 2.1: Unterscheidung der Ventilationsformen anhand der Atemarbeit

2.1　Kontrollierte Beatmung

Synonyme: mandatorische Beatmung, CMV (continuous/controlled mechanical/mandatory ventilation), bei ZEEP: IPPV (intermittent positive pressure ventilation), bei PEEP: CPPV (continuous positive pressure ventilation)

Bei der kontrollierten Beatmung wird die Atemarbeit vollständig vom Beatmungsgerät übernommen. Die Passivität des Pat. beruht entweder auf seiner Grunderkrankung (z. B. SHT) oder auf iatrogener Manipulation (Sedierung, Muskelrelaxation, Hyperventilation). Wegen der Gefahr der Atemmuskelatrophie muß diese Beatmungsform auf den geringstmöglichen Zeitraum beschränkt bleiben. Daraus ergibt sich eine relativ enge Indikation für den Einsatz der kontrollierten Beatmung:

2

- Minimierung des Sauerstoffverbrauchs des Pat. (z. B. im kardiogenen Schock)
- Ermöglichung einer metabolischen Erholung der Atemmuskulatur bei manifester Ermüdung.

2.1.1　Volumenkontrollierte Beatmung

Synonyme: VC-CMV (volume controlled CMV), volumenkonstante (zeitgesteuerte) Beatmung.

Charakteristik
- Ein vorgegebenes Tidalvolumen wird dem Pat. während der eingestellten Inspirationszeit verabreicht
- Der Druck als abhängiger Parameter resultiert aus der Compliance und Resistance des Pat.
- Ist der Inspirationsflow so hoch, daß das Tidalvolumen vor Ablauf der Inspirationszeit appliziert wird, schließt das Inspirationsventil. Bis zum Ende der Inspirationszeit sind damit Inspirations- und Exspirationsventil geschlossen → inspiratorische Pause bzw. „no flow-" oder Plateau-Phase (Ausbildung eines Druckplateaus bei p_{plat} im Druck-Zeit-Diagramm).

Einstellgrößen am Beatmungsgerät
- Atemfrequenz
- Tidal- bzw. Atemminutenvolumen

- Inspirationsflow
- Inspirationszeit z. B. mittels Atemfrequenz und I : E-Verhältnis

fakultativ:
- PEEP
- Triggerschwelle → assistierte/kontrollierte Beatmung (☞ 2.2).

Klinische Aspekte

- Klassische Form der BeatmungVentilationsform der Wahl bei Pat. ohne Lungenerkrankungen, die kontrolliert beatmet werden müssen: Pat. in Narkose oder mit SHT (Volumenkonstanz als Voraussetzung für eine p_aCO_2-gesteuerte Beatmung zur Senkung des Hirndrucks)
- Abhängig von Tidalvolumen, Inspirationszeit, Resistance und Compliance können (extrem) hohe Beatmungsdrücke entstehen:
  - Insbesonders bei parenchymatösen Lungenerkrankungen wie ARDS, Pneumonie oder Kontusion mit inhomogener Ausprägung der pathologischen Veränderungen besteht die Gefahr starker regionaler Lungenüberblähung mit entsprechenden Schädigungen
  - Um das Risiko von Barotraumen zu verringern, sollte die Alarmgrenze für den oberen Druckalarm möglichst knapp über dem Spitzendruck eingestellt werden. *Cave:* Bei der Überdruckbeatmung muß deutlich unterschieden werden zwischen dem Druckverlauf im Atemsystem des Respirators (angezeigter Beatmungsdruck) und dem im Regelfall nicht meßbaren intrapulmonalen Druck, der der klinisch relevante Druck ist!
- Da die Plateauphase bei der kontrollierten Beatmung keine nachweisbaren Vorteile bringt, sollte der Flow so niedrig gewählt werden, daß die endinspiratorische Pause möglichst kurz ist. Außerdem läßt sich durch die Verlängerung der inspiratorischen „flow"-Phase der Spitzendruck p_{peak} senken.

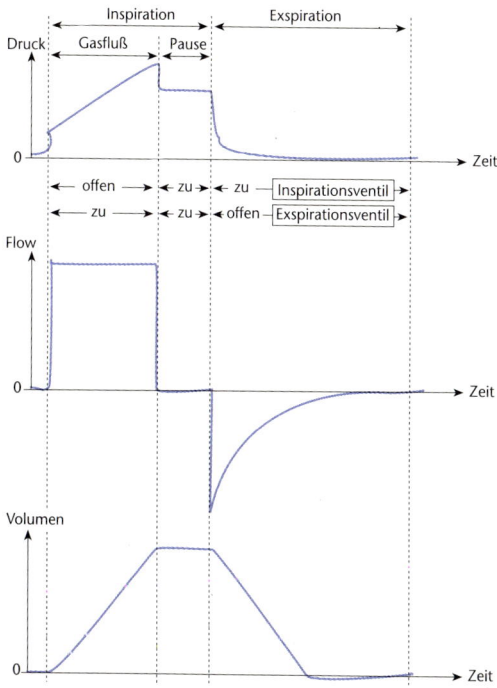

Abb. 2.2: VC-CMV (volumenkontrollierte Beatmung)

Sonderfall: Drucklimitierte Beatmung (Dräger)

Synonyme: PLV (pressure limited ventilation).

2

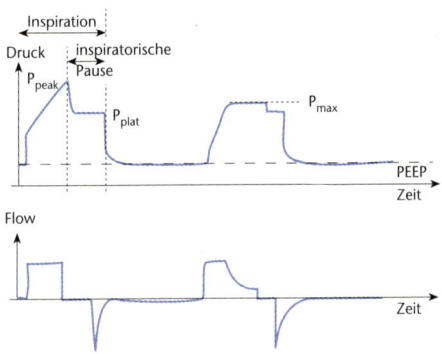

Abb. 2.3: PLV (drucklimitierte Beatmung)

Charakteristik

Bei Ereichen des eingestellten Wertes p_{max} wird der Flow soweit reduziert, daß p_{max} nicht überschritten werden kann, d.h. die Druckspitze $p > p_{max}$ wird „abgeschnitten".

Einstellgrößen am Beatmungsgerät

- Atemfrequenz
- Tidal- bzw. Atemminutenvolumen
- Inspirationsflow, Flowzeit
- Inspirationszeit z. B. mittels Atemfrequenz und I : E-Verhältnis
- Maximaldruck (p_{max}).

fakultativ:
- PEEP
- Triggerschwelle → assistierte/kontrollierte Beatmung (☞ 2.2).

Klinische Aspekte
- Ist p_{max} in Bezug zur Compliance des Pat. zu niedrig gewählt, kann das eingestellte Tidalvolumen nicht appliziert werden → volumeninkonstante Beatmung
- In Verbindung mit einer SIMV ist der Inspirationsflow wegen der parallelen Spontanatmung des Pat. ausreichend hoch (45–90 l/Min.) einzustellen.

2.1.2 Druckkontrollierte Beatmung

2

Synonyme: PC-CMV (pressure controlled-CMV), druckkonstante (zeitgesteuerte) Beatmung.

Charakteristik
Der eingestellte Druck wird mittels eines exponentiell dezelerierenden Flowmusters, das aus der Anpassung an die Resistance und Compliance entsteht, rasch erreicht und bis zum Ende der Inspirationszeit/Flowzeit konstant gehalten.

Einstellgrößen am Beatmungsgerät
- Atemfrequenz
- Inspirationszeit z. B. mittels Atemfrequenz und I:E-Verhältnis
- Maximaldruck (p_{max})/inspiratorisches Druckniveau

fakultativ:
- PEEP
- Triggerschwelle → assistierte/kontrollierte Beatmung (☞ 2.2)

Klinische Aspekte
- Vorteil: Festlegung der maximalen Atemwegsdrucke → typische Indikationen: parenchymatöse Lungenerkrankungen wie ARDS, Pneumonie oder Kontusion mit inhomogener Ausprägung der pathologischen Veränderungen
- Nachteil: das applizierte Volumen kann nicht durch Einstellung am Beatmungsgerät definiert werden, sondern ist abhängig von der Compliance und Resistance des Pat. sowie von der inspiratorischen Flowzeit → Atemminutenvolumen sorgfältig überwachen bzw. Alarmgrenzen patientenadaptiert einstellen
- Häufig in Kombination mit IRV (☞ 2.6) angewandt
- p_{max} sollte nach Möglichkeit maximal 30–35 mbar betragen.

2

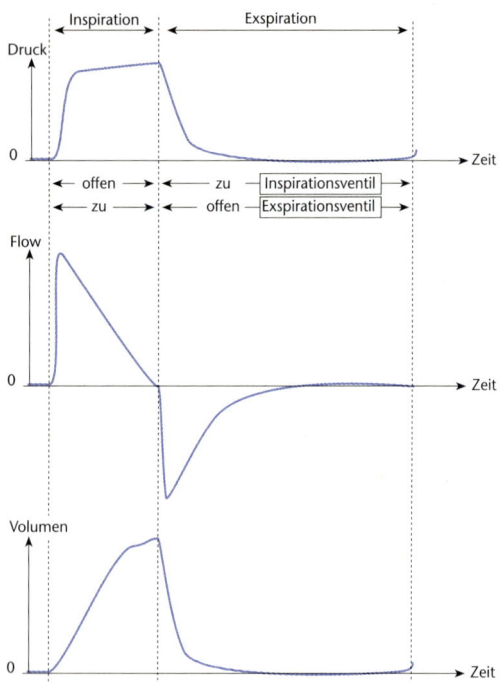

Abb. 2.4: PC-CMV (druckkontrollierte Beatmung)

Sonderformen der druckkontrollierten Beatmung

Manche Hersteller bieten zur Erleichterung der Anwendung spezielle Ausführungsformen der druckkontrollierten Beatmung an. Beim Start der Beatmungsform sucht das Gerät den Beatmungsdruck aus, der die Lieferung des eingestellten Tidalvolumens ermöglicht. Weiterhin erfolgt bei diesen Spezialformen eine fortlaufende Adaption des notwendigen Beatmungsdrucks an wechselnde Compliance- und Resistanceverhältnisse. Diese Beatmungsformen sind nicht mit einer reinen volumenkontrollierten Beatmung vergleichbar, da die Beatmung mit einem dezelerierenden Flow erfolgt, der von der Compliance und Resistance abhängig ist. Es werden herstellerspezifische Bezeichnungen verwendet:

- Siemens: PRVC (pressure-regulated volume control)
- Dräger: Autoflow®
- Hamilton: APV (adaptive pressure ventilation), CMV+ (volumenkonstante druckregulierte Beatmung).

Beispiel: PRVC (pressure-regulated volume control)

Synonym: Druckgeregelte volumenkontrollierte Beatmung.

Charakteristik

- Ziel dieser automatischen Druckregelung ist die Applikation des vorgewählten Tidalvolumens innerhalb der Inspirationszeit/ Flowzeit mit konstantem Druck
- Bei jedem Ventilationszyklus wird das inspiratorische Druckniveau den momentanen lungenmechanischen Eigenschaften des Pat. angepaßt
- Beträgt die Differenz zwischen dem Spitzendruck und dem Wert für die „Obere Druckgrenze" weniger als 5 mbar, wird ein Alarm ausgelöst und ein geringeres Tidalvolumen appliziert als vorgewählt
- Bei Erreichen des Wertes für die „Obere Druckgrenze" wird automatisch ein Alarm ausgelöst und auf Exspiration umgeschaltet.

Einstellgrößen am Beatmungsgerät

- Atemfrequenz
- Tidal- bzw. Atemminutenvolumen
- Obere Druckgrenze

2

- Inspirationsdauer, Flowzeit
- Inspiratorische Anstiegszeit

fakultativ:
- PEEP
- Triggerschwelle → assistierte/kontrollierte Beatmung (☞ 2.2).

Klinische Aspekte
- Automatische Minimierung der Atemwegsdrücke → geeignet zum Einsatz bei Erkrankungen der Lunge
- Bei ungünstigen lungenmechanischen Eigenschaften des Pat. bzw. bei zu niedriger Einstellung des Wertes für die „Obere Druckgrenze" wird die Beatmung volumen*in*konstant → Atemminutenvolumen sorgfältig überwachen bzw. Alarmgrenzen patientenadaptiert einstellen.

2.1.3 Flowkontrollierte Beatmung

Synonym: flowkonstante (zeitgesteuerte/druckbegrenzte) Beatmung.

Charakteristik
Im Atemsystem wird ständig ein einstellbarer, kontinuierlicher Gasfluß zwischen 0,5 und 20 l/Min. aufrechterhalten. Für eine gewisse Zeit wird der Exspirationszweig distal des Tubus verschlossen. Der einströmende Flow führt zu einem Druckanstieg und veranlaßt damit sekundär eine Füllung der Lungen. Das Atemzugvolumen ergibt sich passiv als eine variable Größe, die vom Flow und der Unterbrechungszeit (= Inspirationszeit) abhängig ist und bei den meisten Geräten nicht einmal gemessen werden kann. Bei gängigen flowkontrollierten druckbegrenzten Beatmungsformen treten als zusätzliche Einflußgrößen die Resistance und Compliance auf. Die Beatmung wird im wesentlichen über Flow, bzw. Flow, Druck und Inspirationszeit gesteuert.

Einstellgrößen am Beatmungsgerät
- Inspirationsflow
- Inspirationszeit
- Exspirationszeit

fakultativ:
- Druckbegrenzung
- PEEP

Klinische Aspekte

Neugeborene und Säuglinge sind durch Barotraumen besonders gefährdet (☞ Kap. 5) → wegen der Druckbegrenzung Einsatz der flowkontrollierten Beatmung vornehmlich in der pädiatrischen Intensivmedizin.

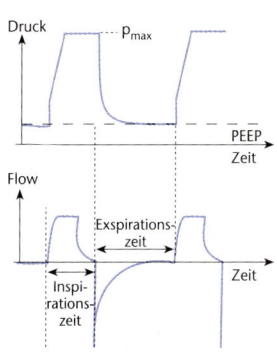

Abb. 2.5: Flowkontrollierte Beatmung

2

2.2   Assistierte/kontrollierte Beatmung

Synonyme: A/C (assist/control ventilation), AMV (assisted mechanical bzw. assist mode ventilation), SCMV (synchronized CMV).

Charakteristik
Erreicht der Pat. mit seinem Einatmungsversuch den eingestellten Triggerschwellenwert, so wird dadurch ein maschineller Atemhub ausgelöst, d. h. die Umschaltung von Exspiration auf Inspiration ist patientengesteuert. Der assistierte Beatmungshub entspricht volumen- und zeitmäßig einem kontrollierten Beatmungshub.

Einstellgrößen am Beatmungsgerät
Triggerschwelle.

Klinische Aspekte
Indikation: kontrollierte Beatmung → Spontanatmungsaktivitäten des Pat. können, falls die Triggerfunktion mit hoher Empfindlichkeit aktiviert ist, sofort erkannt werden (gemessene Atemfrequenz liegt über der eingestellten, bei jedem patientengetriggerten Atemzug blinkt eine Kontrolleuchte auf).

Jeder getriggerte Atemhub entspricht dem voreingestellten kontrollierten Atemhub (VC oder PC), d. h. er ist nicht dem Inspirationsbedürfnis des Pat. angepaßt → Gefahr einer Hyperventilation bzw. respiratorischen Alkalose → als Spontanatmungsverfahren ungeeignet → ggf. bei
- Schlechter Oxygenierung ($F_IO_2 > 0,5$) → Pat. sedieren und kontrolliert beatmen
- Guter Oxygenierung ($F_IO_2 \leq 0,5$) → auf ein anderes Spontanatmungsverfahren mit mehr Freiheit für den Pat. wechseln.

2.3   SIMV (synchronized intermittent mandatory ventilation)

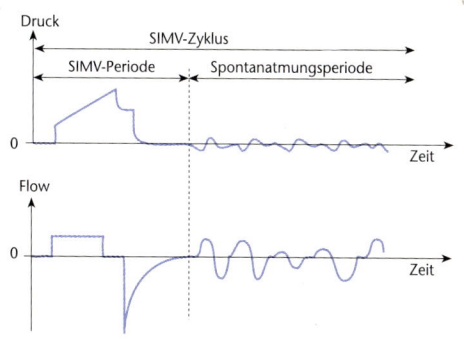

Abb. 2.6: SIMV (volumenkontrolliert)

Charakteristik

Kombination aus zeitgesteuerten maschinellen Atemhüben, die vom Pat. getriggert werden und Spontanatmung. Damit nicht jede Inspirationsbemühung des Pat. einen kontrollierten Beatmungshub auslöst, wird die Triggerfunktion zeitweise auf Spontanatmung (Demandfunktion) oder auf Synchronisation (Auslösung der kontrollierten Hübe) geschaltet. Synchronisierte maschinelle Atemhübe sind nur innerhalb eines „Erwartungsfensters" möglich. Gelingt es dem Pat. nicht, während des „Erwartungsfensters" einen kontrollierten Atemhub auszulösen, erfolgt dieser im Anschluß zeitgesteuert wie bei CMV → Mindestventilation (die nicht ausreichend sein muß) auch bei Apnoe garantiert, da zeitgesteuerte kontrollierte Atemhübe entsprechend der eingestellten SIMV-Frequenz appliziert werden. Zwischen den Erwartungsfenstern atmet der Pat. spontan evtl. mit CPAP und/oder Druckunterstützung.

Einstellgrößen am Beatmungsgerät
- Atemfrequenz und/oder SIMV-Frequenz
- Volumenkontrollierter oder druckkontrollierter Beatmungshub
- Triggerschwelle.

fakultativ:
- PEEP/CPAP
- Druckunterstützung.

Klinische Aspekte
- Klassisches Weaning-Verfahren
- SIMV kann als volumen- und als druckkontrollierte Ventilationsform durchgeführt werden
- Tidalvolumen, inspiratorisches Druckniveau und zeitliche Gestaltung des maschinellen Atemhubs müssen dem Inspirationsbedürfnis des Pat. angepaßt werden.

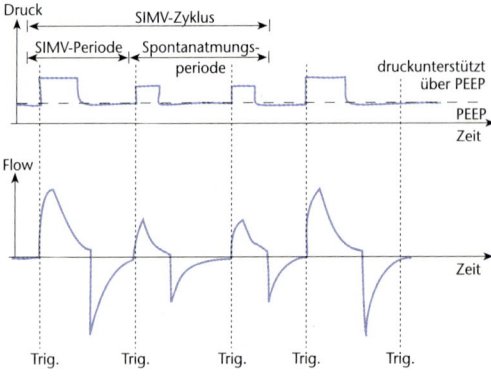

Abb. 2.7: SIMV (druckkontrolliert) mit Druckunterstützung

2.4 Inspiratorische Druckunterstützung

Synonyme: IPS (inspiratory pressure support), ASB (assisted spontaneous breathing, Dräger), IFA (inspiratory flow assistance, Engström), PSV (pressure support ventilation, Siemens).

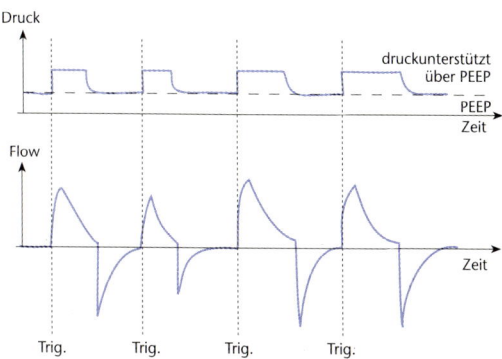

Abb. 2.8: IPS (inspiratorische Druckunterstützung) mit CPAP

Charakteristik

Jede Einatmung des Pat. löst einen Gasstrom aus, der rasch zum Erreichen des vorgewählten inspiratorischen Druckniveaus führt. Flow- oder druckgesteuerte Umschaltung in die Exspiration (abhängig vom Beatmungsgerät, z. B. wenn der inspiratorische Flow 25 % seines Spitzenwertes unterschreitet oder wenn der Unterstützungsdruck um 2 mbar überschritten wird). Kombinierbar mit allen Spontanatmungsverfahren.

Einstellgrößen am Beatmungsgerät

- Druckunterstützungsniveau
- Inspiratorisches Flowprofil
- Druckanstiegszeit

- Triggerempfindlichkeit
- Atemfrequenz (→ Definition der Atemzykluszeit → zusätzliches Kriterium für die Sicherheitsumschaltung von Inspiration auf Exspiration).

fakultativ: CPAP (= PEEP)

Klinische Aspekte
- Einstellung der Druckunterstützung:
  – > 10 mbar: Verbesserung der Ventilation durch Erzielung größerer Tidalvolumina
  – < 10 mbar: Kompensation der durch Trachealtubus, Beatmungsschläuche, Befeuchterkaskade und Inspirationsventil verursachten zusätzlichen inspiratorischen Atemarbeit
- Klassisches Verfahren (alleine oder in Kombination mit SIMV) zur Entwöhnung, da der Pat. die Kontrolle über Inspirationsflow, Inspirationszeit und Tidalvolumen behält
- Nachteil: das Verfahren garantiert keine Mindestventilation.

Sonderfall: VS (volume support)
Synonyme: VAPS (volume-assured pressure support).

Charakteristik
Spontanatmung mit automatisierter Druckunterstützung → Anpassung der Druckunterstützung an wechselnde lungenmechanische Eigenschaften oder Einatmungsbemühungen des Pat. → Ventilationsgarantie. Bei Apnoe Umschaltung auf PRVC (pressure-regulated volume control).

Einstellgrößen am Beatmungsgerät
- Triggerempfindlichkeit
- Atemfrequenz
- Inspirationsdauer
- Inspirationsanstiegszeit
- Tidal- bzw. Atemminutenvolumen.

Klinische Aspekte
Moderne Form der Druckunterstützung.

2.5 CPAP (continuous positive airway pressure)

Synonyme: CPPB (continuous positive pressure breathing).

2

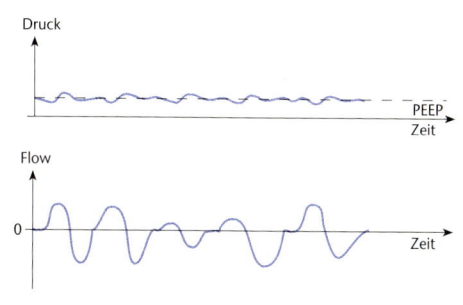

Abb. 2.9: CPAP

Charakteristik

Aufrechterhaltung eines positiven Atemwegsdrucks während des gesamten Spontanatmungszyklus. Kombinierbar mit allen Spontanatmungsverfahren.

Einstellgrößen am Beatmungsgerät

CPAP-Niveau. *Cave:* Kennzeichnung der Bedienungelemente beachten (teilweise über „PEEP/CPAP" oder nur „PEEP")!

fakultativ: Druckunterstützung

Klinische Aspekte

Indikation: Verbesserung der Oxygenierung durch Erhöhung der FRC und Eröffnung von atelektatischen Bezirken bei gleichzeitiger Reduktion der erforderlichen Atemarbeit.

Cave:
- Kein CPAP bei Pat. mit SHT ($\rightarrow$ kontrollierte Beatmung)
- Pat. mit COPD: $\frac{2}{3}$ des gemessenen Auto-PEEP als CPAP-Niveau
- „High flow-Systeme" (kontinuierlicher hoher Frischgasfluß):
  - weniger Atemarbeit vom Pat. erforderlich als bei „Demand flow-Systemen"
  - mangelnde Anfeuchtung der Atemluft
  - hoher Frischgasverbrauch
- „Demand flow-Systeme":
  - gerätebedingte Atemarbeit (zumindest Druckdifferenz zur Öffnung des Inspirations- und Exspirationsventils) erforderlich.

2

2.6   IRV (inverse-ratio ventilation)

Synonyme: Beatmung mit umgekehrtem I:E-Verhältnis.

Charakteristik
Im Prinzip ist die IRV keine eigenständige Ventilationsform, sondern eine Ventilationsform (druckkontrolliert oder volumenkontrolliert) mit umgedrehtem I:E-Verhältnis bzw. einem I:E-Verhältnis > 1.

2

Einstellgröße am Beatmungsgerät
I:E-Verhältnis

Klinische Aspekte
- Bessere Belüftung von Lungenarealen mit erhöhter Resistance
- Verkürzte Exspirationszeit → Auto-PEEP und/oder Air trapping → FRC-Erhöhung in pathologisch veränderten Lungenbezirken → sog. „individual PEEP" → Rekrutierung kollabierter Alveolen
- Verlängerte Inspirationszeit → Verbesserung des Gasaustausches
- Anstieg des mittleren Atemwegsdrucks
- Verbesserung der Oxygenierung
- Negative Auswirkungen auf das Herz-Kreislaufsystem → ggf. invasives Monitoring (Pulmonaliskatheter) erforderlich
- Die klinische Wirkung der IRV tritt oft erst nach Stunden oder Tagen ein
- Die Messung des Auto-PEEP mittels Okklusionsmethode beruht auf einer unzulässigen Vereinfachung der Verhältnisse und erlaubt keine Beurteilung des Auto-PEEP in den pathologisch veränderten Alveolarbezirken
- Häufig tiefe Sedierung des Pat. erforderlich
- Einsatz der IRV bei Pat. mit akuter respiratorischer Insuffizienz und Restriktion erwägenswert: Mit I:E-Verhältnis von 1:1 bei einem PEEP von 5–8 mbar beginnen. Ggf. I:E-Verhältnis unter entsprechendem Monitoring vorsichtig steigern
- Bei volumenkontrollierter Beatmung sorgfältige Drucküberwachung bzw. entsprechende Einstellung der Alarmgrenzen wegen der Gefahr eines Barotraumas erforderlich
- Bei druckkontrollierter Beatmung sorgfältige Überwachung des Minutenvolumens

- Kontraindikationen: Kein Einsatz bei Pat. mit Asthma oder COPD wegen Gefahr der weiteren Lungenüberblähung
- Eine generelle Überlegenheit der IRV gegenüber konventionellen Beatmungsverfahren konnte bisher nicht nachgewiesen werden.

2

2.7 BIPAP (biphasic positive airway pressure)

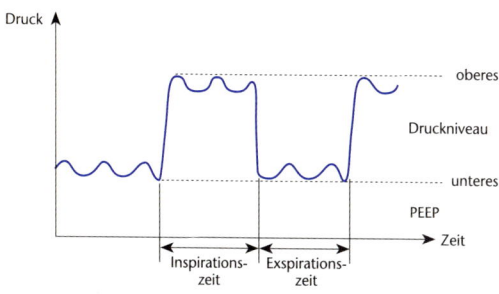

Abb. 2.10: BIPAP

Synonyme: Bi-Vent, BiLevel, PCV+ bzw. PSIMV+ (mit DU).

BIPAP® ist eine eingetragene Marke der Firma Dräger. Außerhalb des deutschsprachigen Raums bezeichnet BIPAP immer eine nicht invasive Beatmungsform. „Unser" BIPAP® wird international als APRV bezeichnet.

> BiPAP® (BiPAP = bi-level positive airway pressure) ist ein Markenname eines druckunterstützenden Heimbeatmungsgerätes der Firma Respironics Inc. Im deutschsprachigen Raum ist dieses Gerät unter dem Namen „BiPAP Vision" im Vertrieb von Heinen und Löwenstein erhältlich.

Charakteristik

Kombination aus zeitgesteuertem Wechsel zweier Druckniveaus, wobei auf beiden Druckniveaus eine Spontanatmung möglich ist. Durch Variation der Höhe und der zeitlichen Dauer der Druckniveaus läßt sich die Invasivität von der mandatorischen Beatmung bis zur Spontanatmung reduzieren. Ohne Spontanatmungsaktivität des Pat. entspricht BIPAP einer druckkontrollierten Beatmung. Mit teilweiser Spontanatmung auf dem unteren Druckniveau ent-

spricht BIPAP einer PC-SIMV. Mit kontinuierlicher Spontanatmungsaktivität entspricht BIPAP einer Spontanatmung auf zwei
wechselnden CPAP-Niveaus.

Einstellgrößen am Beatmungsgerät
- Oberes Druckniveau (p_{max})
- Unteres Druckniveau (PEEP)
- Atemfrequenz
- Inspirationszeit oder I : E-Verhältnis.

fakultativ: Druckunterstützung

Klinische Aspekte
- Atemminutenvolumen ☞ 2.1.2
- Durch Angleichung der Druckniveaus insbesondere zum Wean-
  ing geeignet.

2

2.8 APRV (airway pressure release ventilation)

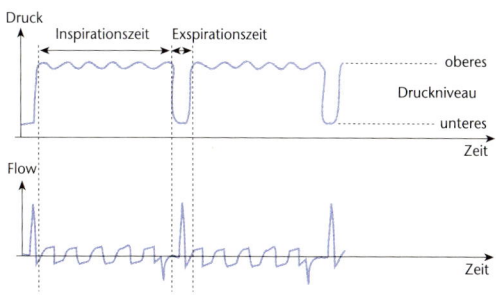

Abb. 2.11: APRV

Charakteristik
Spontanatmung auf erhöhtem Druckniveau mit kurzfristiger Absenkung (0,5–1,5 Sek.) auf ein niedrigeres Druckniveau („BIPAP in Kombination mit IRV").

Einstellgrößen am Beatmungsgerät
- Inspirationszeit
- Exspirationszeit
- Oberes Druckniveau (p_{max})
- Unteres Druckniveau (PEEP).

fakultativ: Druckunterstützung.

Klinische Aspekte
Kurze Exspirationszeit → Auto-PEEP.

2.9   MMV (mandatory minute ventilation)

2

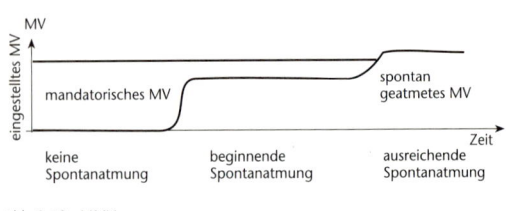

Abb. 2.12: MMV

Synonyme: Mandatorische Minutenbeatmung, AMV (augmented minute volume), MMV (minimum minute volume).

Charakteristik
Kombination aus Spontanatmung und mandatorischer Beatmung. Kontrollierte Beatmungshübe werden nur appliziert, wenn ein vorgewähltes Atemminutenvolumen durch die spontane Ventilation nicht erreicht wird.

Einstellgrößen am Beatmungsgerät
- Tidalvolumen
- Flow
- Atemfrequenz
- Inspirationszeit.

fakultativ:
- PEEP
- Druckunterstützung

Klinische Aspekte
- Theoretisch ist die MMV eine interessante Ventilationsform
- Die klinische Anwendung hat bisher keine überzeugenden praktischen Vorteile dieser Ventilationsform erbracht
- Jeder Spontanatemzug, d. h. auch minimale Tidalvolumina mit hohem Totraumventilationsanteil werden „akzeptiert"

- In der Praxis hat sich gezeigt, daß sich der Pat. nach dem Prinzip des kleinsten Zwanges verhält, indem er die eigene Atemleistung minimiert („Hechelatmung").

2

2.10   Sonstige Ventilationsformen

2.10.1 Seufzerbeatmung

Charakteristik
Zusatzfunktion bei mandatorischen oder assistierten Ventilationsformen.

Inspiratorischer Seufzer: intermittierende definierte Erhöhung des
Tidalvolumens (z. B. alle 100 Ventilationszyklen um 50 %).

Exspiratorischer Seufzer: intermittierende definierte PEEP-Erhö-
hung (z. B. alle 3 Min. für 2 Ventilationszyklen).

Klinische Aspekte
Ziel: Prophylaxe von Atelektasen. Für die Seufzer-Funktion konnte
bisher jedoch keinerlei positive Wirkung nachgewiesen werden
konnte → minimale Verbreitung. Sinnvollere Alternativen: PEEP
oder manuelles Blähen oder kurzzeitig hoher PEEP („open lung
concept"). Die Beatmung mit relativ großen Tidalvolumina zur
Dehnung und Rekrutierung der Lunge ist heute wegen der Gefahr
eines Barotraumas unpopulär.

2.10.2 Hochfrequenzbeatmung

Synonyme: HFV (high frequency ventilation, Hochfrequenzventila-
tion).

Applikation minimaler Tidalvolumina in Kombination mit (sehr)
hohen Atemfrequenzen mittels alternativer Gastransportmecha-
nismen → Minimierung der Lungenbewegungen. Im Prinzip handelt es sich bei der HFV nicht um eine eigenständige Ventilationsform, sondern um eine Beatmung mit hoher Frequenz.
- HFPPV (high frequency positive pressure ventilation); Hoch-
  frequenzbeatmung mit positivem Druck, Hochfrequenzüber-
  druckbeatmung: f = 60–120/Min., TV = 2–5 ml/kgKG
- HFJV (high frequency jet ventilation); Hochfrequenz-Jetbeat-
  mung: f = 100–1000/Min., TV = 2–4 ml/kgKG
- HFO (high frequency oscillation); Hochfrequenz-Oszillations-
  beatmung: f = 500–5000/Min.

Charakteristik

HFJV wird nur bei speziellen HNO-Eingriffen (z. B. Mikrolaryngo-skopie) in TIVA zur Beatmung (v. a. Oxygenierung) eingesetzt. Von den HFJV-Verfahren hat bisher nur die HFO bei der Therapie des Atemnotsyndroms des Neugeborenen eine gewisse klinische Verbreitung in der Intensivmedizin gefunden. Für alle anderen Verfahren konnte bisher kein überlegener Wirksamkeitsnachweis erbracht werden.

2

2.10.3 ALV (adaptive lung ventilation)

Synonyme: ASV (adaptive support ventilation).

Charakteristik

Atemzugsweise Anpassung von Tidalvolumen, Atemfrequenz und I:E-Verhältnis an die momentanen lungenmechanischen Parameter des Pat. mittels „closed loop"-Steuerung auf der Basis einer druckkontrollierten SIMV-Beatmung.

Klinische Aspekte

Ziel dieser Ventilationsform, mit der es erst begrenzte klinische Erfahrungen gibt, sind die Minimierung der Beatmungsarbeit, Vermeidung eines Auto-PEEP sowie die Unterstützung der Spontanatmung.

2.10.4 PAV (proportional assist ventilation)

Synonyme: PPS (proportional pressure support).

Charakteristik

Modifikation der Druckunterstützung ohne Einstellung definierter Druck- oder Flowvorgaben. Die Unterstützung verhält sich proportional zum Umfang der Spontanatmungsbemühungen des Pat.

Klinische Aspekte

Ziel dieser experimentellen Ventilationsform ist die Reduktion der Atemarbeit des Pat. und die Verbesserung der Synchronität zwischen Pat. und Beatmungsgerät.

2

2.10.5 Automatische Tubuskompensation

Synonyme: ATC (automatic tube compensation), TC (tube compensation).

Charakteristik
Da der Gasfluß während einer Inspiration nicht konstant ist, führt eine inspiratorische „fixe" Druckunterstützung am Beginn einer Inspiration zu einer nicht ausreichenden Kompensation der tubusbedingten Atemarbeit. Gegen Ende der Inspiration dagegen bewirkt sie eine Überkompensation → subjektives Mißempfinden, Gefahr der Lungenüberblähung. Bei der automatischen Tubenkompensation wird der Tubuswiderstand variabel genau mit dem Druck kompensiert, der bei dem jeweils aktuellen Gasfluß erforderlich ist („elektronische Extubation").

Klinische Aspekte
Insbesondere beim Weaning lungenkranker Pat. könnte die automatische Tubuskompensation Vorteile durch die Reduktion der tubusbedingten Atemarbeit sowie durch Vermeidung von Asynchronität und Fehltriggerung bieten.

2.10.6 Automode

Charakteristik
Funktion des Servoventilators 300A®, bei der das Beatmungsgerät nach zwei aufeinanderfolgenden, vom Pat. getriggerten Atemzügen von einer kontrollierten auf eine unterstützende Ventilationsform umschaltet. Sobald der Pat. keine Atemzüge mehr triggert, schaltet das Beatmungsgerät nach definierten Zeiten (Erwachsene 12 Sek., Kinder 8 Sek. und Neugeborene 5 Sek.) auf kontrollierte Beatmung zurück.

Tab. 2.1: Betriebsfunktionen des SV 300A® im „Automode"	
Kontrolliert	**Unterstützt**
volumenkontrolliert (☞ 2.1.1)	volumenunterstützt (☞ 2.4)
druckkontrolliert (☞ 2.1.2)	druckunterstützt (☞ 2.4)
druckreguliert-volumenkontrolliert (☞ 2.1.2)	volumenunterstützt (☞ 2.4)

2

Klinische Aspekte

Ziel der „Automode"-Funktion ist die Adaption des Beatmungsgeräts an die ersten Spontanatmungsbemühungen des kontrolliert beatmeten Pat. (Senkung des Sedierungsbedarf, Erleichterung des Weanings). Der Weaningprozeß verläuft für das Intensivpersonal komfortabler, da weniger manuelle Bedienungen am Beatmungsgerät erforderlich sind.

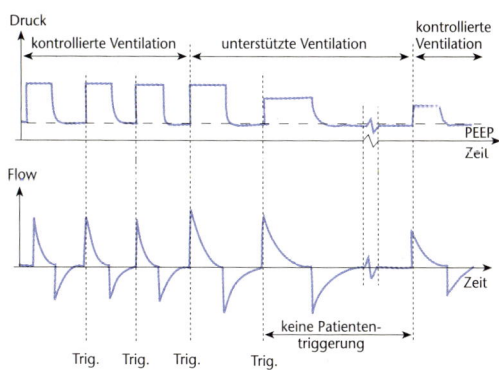

Abb. 2.13: Automode: Umschaltung zwischen den Ventilationsformen PRVC und VS

2.10.7 Apnoeventilation

Synonyme: Apnoe-Backup-Beatmung.

Charakteristik
Automatische Umschaltung auf kontrollierte Beatmung im Falle einer Apnoe bei Ventilationsformen wie SIMV, CPAP, inspiratorische Druckunterstützung, BIPAP und APRV.

Klinische Aspekte
Wichtiger Schutz des Pat. vor drohender Hypoxie und Hyperkapnie bei sistierenden Spontanatmungsbemühungen.

2

2.11   Seitengetrennte Beatmung

Synonyme: ILV (independent lung ventilation), Zweiseitenbeatmung, DLV (differential lung ventilation).

Charakteristik

Getrennte Beatmung (synchron oder asynchron) v. a. mit unterschiedlichen Drücken der rechten und linken Lunge mit zwei Beatmungsgeräten über einen Doppellumentubus. Für chirurgische Zwecke findet in aller Regel ein Doppellumen-Trachealtubus (z. B. Bronchocath®) Verwendung, während in der Intensivmedizin eine Doppellumen-Trachealkanüle (z. B. Tracheopart®) wegen der besseren Fixierungsmöglichkeiten bevorzugt wird. Dabei ist der Einsatz sämtlicher Ventilationsformen in allen erdenklichen Kombinationen möglich.

Klinische Aspekte

Anwendung bei überwiegend einseitigen Lungenerkrankungen (z. B. Abszeß, bronchopleurale Fistel, Blutung, Bronchusstumpfinsuffizienz, Aspiration). Voraussetzung ist die entsprechende Erfahrung im Umgang mit dem Verfahren. Gefahr der Tubusdislokation → tiefe Sedierung, ggf. sogar Relaxierung sowie entsprechende Überwachung erforderlich. Einsatz hauptsächlich in der Lungenchirurgie. Für intensivmedizinische Indikationen konnte bisher nur in Einzelfällen eine Überlegenheit gegenüber der konventionellen PEEP-Beatmung mit Lagerung nachgewiesen werden.

2

2

2.12 Nicht invasive Beatmung in der Intensivmedizin

Über den Einsatz nicht invasiver Beatmungsverfahren (non-invasive positive pressure ventilation, NIPPV; non-invasive ventilation, NIV) über Masken bei Patienten mit kardial bedingtem Lungenödem wurde bereits vor 75 Jahren berichtet. Durch die Entwicklung der modernen, invasiven Beatmungsverfahren und -maschinen sind diese alternativen Methoden in Vergessenheit geraten. Erst mit der Entdeckung des Schlaf-Apnoe-Syndroms bzw. seiner Therapie mittels nasaler Beatmung mit kontinuierlichem positiven Atemwegsdruck (CPAP) kehrten nicht invasive Verfahren in die Klinik zurück. Anfangs wurden sie bei Patienten mit chronisch respiratorischer Insuffizienz (neuromuskuläre Erkrankungen, Posttuberkulose-Syndrom, Kyphoskoliose) angewandt. Neuerdings finden sich immer mehr Indikationen im Bereich der Akut- und Intensivmedizin (☞ 3.8).

Indikation

Die Anwendung nicht invasiver Beatmung ist bei folgenden Erkrankungen mit akuter Dekompensation beschrieben: Lungenödem, COPD, akuter Asthmaanfall, Pneumonie, ARDS, „Weaning failure" nach Extubation, neuromuskuläre Erkrankungen (Duchenne, amyotrophische Lateralsklerose, Postpoliomyelitis-Syndrom), mechanische Störung der Atemexkursion (Kyphoskoliose, Posttuberkulose-Syndrom), palliative Anwendung bei infaustem Leiden mit respiratorischer Insuffizienz.

Folgende Indikationen können als gesichert angesehen werden:
- Kardiogen bedingtes Lungenödem
- Exazerbation einer obstruktiven Atemwegserkrankung
- Einsatz beim Weaning von Problempatienten.

Bei Pneumonie und Acute Respiratory Distress Syndrom (ARDS) fehlen bisher große randomisierte Studien. Aus den Daten größerer Fallsammlungen läßt sich jedoch ableiten, daß NIPPV in etwa 50% der Fälle erfolgreich appliziert werden kann. Je ausgeprägter die Gasaustauschstörung bei diesen Patienten ist, desto seltener führt NIPPV hier zum Erfolg (☞ Wirkungsmechanismus). Verwendet man nicht invasive Beatmung trotzdem für diese Indikationen, müssen strenge Durchführungsregeln eingehalten werden (☞ Abbruchkriterien).

Bei den Indikationen COPD, neuromuskuläre Erkrankung und mechanische Störung der Atemexkursion muß in den meisten Fällen damit gerechnet werden, daß auch nach Überwindung der Akutsymptomatik eine chronische Beatmungspflicht besteht. Zeichnet sich dies im Verlauf der Akutbehandlung ab (klinisches Zeichen: persistierende Hyperkapnie unter Spontanatmungsbedingungen), muß ein Heimbeatmungszentrum kontaktiert werden.

2

Wirkungsmechanismus

Kardiale Dekompensation
Schnell einsetzender positiver Effekt der nicht invasiven Beatmung durch:
- Rekrutierung hypoventilierter Lungenareale
- Entlastung der Atemmuskelpumpe (s. u.)
- Senkung der rechtsventrikulären Vorlast → Entlastung des rechten Ventrikels → Verschiebung des Kammerseptums nach rechts → Verbesserung der linksventrikulären Kontraktilität und Senkung des linksventrikulären enddiastolischen Drucks.

Unter Maskenbeatmung kommt es zu einer Steigerung des Herzminutenvolumens um knapp 20 %, ohne Änderung der pulmonalen Drücke → Verdopplung der Urinausscheidung pro Stunde. Grund hierfür sind wahrscheinlich schnelle Veränderungen hormonaler Regulationsmechanismen (verminderte Katecholaminfreisetzung, veränderte Renin-Angiotensin Spiegel).

Positive Effekte sind schon bei Applikation von CPAP mit einem Druck von 10 cm H_2O zu erwarten. Die Rekompensation gelingt unter NIPPV jedoch wesentlich schneller als unter CPAP. *Cave:* Ein CPAP-Druck von 10 cm H_2O wird nicht von allen Patienten toleriert. Gerade ältere Patienten haben Probleme mit der erschwerten Exspiration und brechen die Maskenbeatmung ab, weil sie sich zunehmend „überbläht" fühlen.

Exazerbation der COPD
Ein respiratorisches Versagen bei akuter Exazerbation einer chronisch obstruktiven Lungenerkrankung tritt als Folge einer Erschöpfung der stark belasteten Atemmuskelpumpe mit nachfolgender

alveolärer Hypoventilation auf. Die Veränderung der Zwerchfell- und Rippenstellung infolge der Überblähung führt dazu, daß zunehmend mehr Energie pro Atemzug aufgewendet werden muß. Im Extremfall kann bis zu 40% des Herzminutenvolumens für die Versorgung der Atemmuskulatur notwendig sein! NIPPV entlastet die Atemmuskelpumpe und überwindet die Hypoventilation.

Weaning-Versagen

- Problemfeld: Kombination von überlasteter Atemmuskelpumpe und Gasaustauschstörung aufgrund von Mikroatelektasenbildung.
- NIPPV rekrutiert kollabierte Alveolen und minimiert den intrapulmonalen Rechts-/Links-Shunt. Die durch NIPPV maximal applizierbaren Drücke reichen beim Weaningversagen in der Regel aus, um einen ausreichenden Gasaustausch zu gewährleisten.
- Bei schwerer Pneumonie/ARDS sind Drücke notwendig, die von einem nicht sedierten Patienten unter NIPPV nicht toleriert werden, was die hohe Versagerrate der Methode bei dieser Indikation erklärt.

Maskenzugang

Nicht invasive Beatmung kann in der Akutsituation sowohl über eine *Nasenmaske* als auch über *Gesichtsmaske* (☞ Abb. 2.14) erfolgen. Für die Befestigung stehen spezielle Kopfhaltebänder zur Verfügung.

- Die Dichtigkeit industriell gefertigter Masken nimmt ab einem Druck von 20 mbar ab, im Einzelfall aber können bei guter Paßform bis zu 30 mbar appliziert werden.
- Durch Anfertigung von individuellen Masken wird die Paßform verbessert. Allerdings kommen 3 limitierende Faktoren hinzu:
  - Zeitlich: Die Herstellungszeit beträgt mindestens 20 Min.
  - Personell: Es muß immer zusätzlich eine Fachkraft erreichbar sein, die mit der Technik der Maskenherstellung vertraut ist
  - Finanziell: Materialkosten > 200 DM.
- Es sind Masken in Erprobung, die neben einem festen Ansatz aus einer modulierbaren Masse bestehen, die an das Profil des Patienten moduliert werden und dann abhärten.
- Bei kurzzeitiger Anwendung für wenige Tage sind vorgefertigte Masken fast immer ausreichend.

2

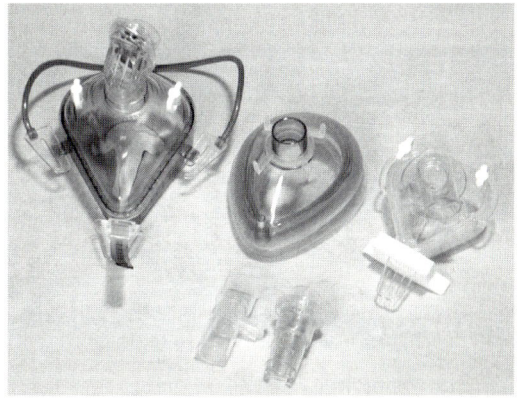

Abb. 2.14: Verschiedene Maskentypen für den Einsatz auf der Intensivstation

- *Gesichtsmasken* sind entweder aus dem Anästhesiebereich erhaltlich oder wurden speziell für die Anwendung bei nicht invasiver Beatmung entwickelt.
- *Nasenmasken* (☞ Abb. 2.15) stehen in zahlreichen Ausführungen für die Schlaf-Apnoe-Therapie zur Verfügung. *Vorteil:* angenehmer für den Patienten, da mit geringerem Druck eine ausreichende Dichtigkeit erzielt wird. Der Patient kann leichter abhusten oder kommunizieren. *Nachteil:* die nicht invasive Beatmung ist nur effektiv, wenn der Patient den Mund geschlossen hält und über die Nase atmet. Dies ist meist bei akuter Luftnot nicht der Fall, so daß oft eine Hilfsperson, den Mund des Patienten zuhalten muß.

Aufgrund dieser klinischen Erfahrungen wird häufig die Gesichtsmaske bevorzugt. Wenn der Patient nach Überwindung der Akutphase weiterhin stundenweise nicht invasive Beatmung erhält, wird dann auf nasale Beatmung umgestellt.

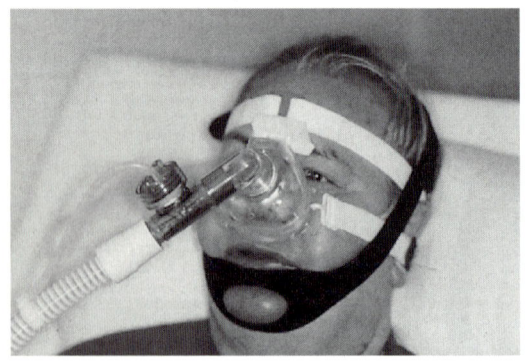

Abb. 2.15: Nicht invasive Beatmung über Nasenmaske

Beatmungsgeräte

Konventionelle Beatmungsgeräte

Nicht invasive Beatmung kann prinzipiell mit jedem Beatmungsgerät aus dem Bereich der Intensivmedizin durchgeführt werden.

Besonderheiten:
- Aufgrund des höheren Totraumes von Nasen- oder Gesichts-
  masken muß das Atemzugvolumen größer gewählt werden als
  bei invasiver Beatmung
- Oft ist eine Leckage entlang des Maskenrandes nicht vermeidbar
  → Applikation eines hohen Atemminutenvolumen erforderlich
- Eine wechselnde Leckagemenge, wie sie beispielsweise durch
  Kopfbewegungen oder Mundöffnen entsteht, führt zu starken
  Schwankungen des Druckes im Beatmungsschlauch, der bei eng
  eingestellten Druckgrenzen inadäquate Alarmmeldungen des
  Beatmungssystems auslöst. Die Wahl der Alarmgrenzen muß
  daher entsprechend weit erfolgen → in der Anfangsphase einer
  nicht invasiven Beatmung muß der Patient in jedem Fall eng
  überwacht und geführt werden, so daß dadurch eine ausreichende Überwachung gewährleistet ist

- Das Risiko, daß zu hohe Atemwegsdrucke verabreicht werden, ist zu vernachlässigen, da der Patient auf zu hohe Atemwegsdrucke mit Ablehnung der nicht invasiven Beatmung, Mundöffnen und Absetzen der Maske reagiert
- Der Einsatz eines konventionellen Beatmungsgeräts für nicht invasive Beatmung erfordert immer eine individuelle Einstellung der Parameter.

Spezielle NIV-Geräte

Leichter in der Anwendung sind Beatmungsgeräte (☞ Abb. 2.16), die speziell für die nicht invasive Beatmung entwickelt wurden. Sie bestehen nur aus einem Inspirationsschlauch, einem „Ausatemventil" und einer auf das Wesentliche beschränkten Monitoreinheiten.

Vorteile:
- Leichte Handhabung
- Sehr empfindliche Triggerschwellen
- Geringes Gewicht der Beatmungsschläuche
- Vermeidung von Totraum im System
- Leckagekompensation.

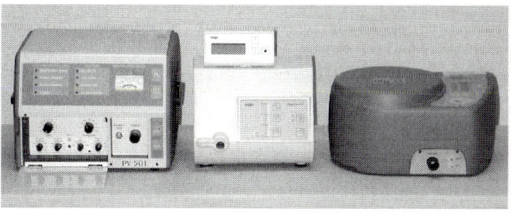

Abb. 2.16: Speziell für die Heimbeatmung entwickelte Beatmungsgeräte

Die CO_2-Elimination erfolgt durch Auswaschung über das Ausatemventil. Die Anreicherung mit O_2 geschieht bei der Mehrzahl der derzeitig erhältlichen Geräte direkt über einen Adapter in den Atemschlauch.

Der einfache Aufbau der Geräte und das angestrebte geringe Gewicht des Beatmungssystems, das den Zug, der auf der Maske lastet, minimiert, begrenzt die Möglichkeiten der Registrierung von Beatmungsparametern.

Eine aktive Anfeuchtung der Atemluft oder die Verwendung von Filtern ist nicht erforderlich. Da der Patient spontan über seine natürlichen Atemwege atmet, ist die Schleimhautfunktion der oberen Atemwege intakt und ausreichend. Außerdem führt die Verwendung von Filtern zu einer weiteren Vergrößerung des Totraumes und zu einer Erhöhung der Atemarbeit.

Durchführung der Beatmung
Akutes, kardiogenes Lungenödem
- Methode der Wahl: NIV mittels Druckunterstützung der Spontanatmung (pressure support ventilation; PSV)
- Als inspiratorisches Druckniveau (IPAP) hat sich 15 mbar bewährt, das schrittweise innerhalb der ersten 10 Min. bis auf 20 mbar gesteigert werden kann. Exspiratorisch (EPAP) sollten mindestens 5 mbar eingesetzt werden
- Sobald die periphere O_2-Sättigung (Pulsoximeter) auf über 90 % angestiegen ist, kann die O_2-Zufuhr sukzessive auf 5 l/Min. reduziert werden. Anschließend kann der inspiratorische Druck in Schritten von 2 mbar gesenkt werden, solange sich der Patient jeweils stabil über 90 % peripherer O_2-Sättigung hält
- Die nicht invasive Beatmung kann meistens beendet werden, wenn der Patient unter IPAP von 10 mbar und EPAP von 5 mbar über 30 Min. hinweg eine Sättigung über 90 % aufweist.

Erschöpfung der Atemmuskelpumpe
Diese Pat. sollten möglichst kontrolliert beatmet werden, da bereits die Triggerung eines Beatmungsgerätes mit relevanter Atemarbeit verbunden ist. Bei Patienten mit chronischer Atemmuskelerschöpfung, wie z. B. bei neuromuskulären Erkrankungen oder Posttuberkulose-Syndrom, gelingt dies oft leichter als bei Patienten mit kurzzeitiger Atemmuskelerschöpfung wie bei Weaning-Versagen nach Extubation oder Exazerbation einer COPD.

In der Akutsituation wird häufig ein druckgesteuerter Modus mit niedrigem exspiratorischem Druck bevorzugt:

- Beginn in der Regel mit einem assistierten Modus
- Wenn der Patient sich an die nicht invasive Beatmung gewöhnt hat, wird nach etwa 5 bis 10 Min. die Hintergrundatemfrequenz an die tatsächliche Atemfrequenz des Patienten angepaßt, indem die „Back-up"-Atemfrequenz des Gerätes kurz oberhalb der Eigenfrequenz des Patienten gestellt wird
- Zielvorstellung: der Patient läßt sich in den Atemmodus der Maschine „fallen", stellt seine eigene Atemanstrengung ein und läßt sich von der Maschine beatmen
- Falls die Adaptation des Pat. an eine kontrollierte Beatmung nicht möglich ist, erfolgt die Beatmung assistiert, wobei ein möglichst empfindlicher Trigger gepaart mit einem hohen Zugvolumen oder einer entsprechend hohen Druckunterstützung eingestellt wird, um die Atemarbeit zu minimieren.

Weaning-Versagen

Diese Patientengruppe ist häufig inhomogen und hat oft eine chronische Begleiterkrankung, die die Re-Intubation notwendig macht. Die Wahl des Beatmungsmodus muß diese auslösende Situation berücksichtigen. Wenn eine Volumenüberladung mit kardialer Insuffizienz die Ateminsuffizienz ausgelöst hat oder eine Atelektase vorliegt, sind hohe endexspiratorische Drucke kombiniert mit einer druckunterstützten Beatmung günstiger. Wenn eine chronische Atemmuskelerschöpfung z. B. durch Wirbelsäulendeformität, Querschnittslähmung oder Phrenikusparese vorliegt, ist eine vollständige Entlastung durch eine (volumen-)kontrollierte Beatmung ohne zusätzlichen exspiratorischen Atemwegsdruck anzustreben.

Monitoring

Nicht invasive Beatmung ist in der ersten Stunde nach Beginn außerordentlich arbeitsintensiv und erfordert die ständige Anwesenheit einer Schwester und eines Arztes. Mit zunehmender Dauer nimmt der Arbeitsaufwand kontinuierlich ab.

Entscheidend bei NIPPV ist das Anpassen der Beatmung an die Bedürfnisse des Pat. Wesentliche Parameter sind dabei der Einsatz der Atemhilfsmuskulatur und ein synchrones Atemmuster unter nicht invasiver Beatmung, die nicht durch apparative Methoden, sondern nur durch Beobachten des Pat. erfasst werden können.

2

Ziel von NIPPV ist die Beseitigung der Hypoxie, die in der Regel zuverlässig mittels Pulsoximetrie überwacht werden kann, und der Hyperkapnie, die passager über transkutane pCO_2-Messungen kontrolliert werden kann. Vitalparameter (Blutdruck, Herzfrequenz und Atemfrequenz) müssen in der Akutphase überwacht werden. Respiratorisches Monitoring (Atemarbeit, etc.) ist außerhalb klinischer Untersuchungen praktisch nicht zu verwirklichen.

2

Fehlermöglichkeiten bei der Beatmungseinstellung

Wenn die nicht invasive Beatmung keine Verbesserung der respiratorischen Situation herbeiführen, muß zunächst ein technischer Defekt ausgeschlossen werden, z. B.:

- Fehlendes Ausatemventil hinter der Maske → Erhöhung des Atemwegswiderstands und zunehmende Überblähung des Patienten → CO_2-Retention
- Hohe Leckage. Maskensitz überprüfen. Befestigung zu locker? Falsche Maske (zu groß)?
- Diskonnektion von Maske und Beatmungssystem
- Beatmungsgerät und Patient arbeiten gegeneinander. Mögliche Gründe: zu niedriger inspiratorischer Druck, Dissoziation der Atemzyklen von Patient und Beatmungsgerät (meist zu geringe Atemfrequenz), zu niedriger oder zu hoher exspiratorischer Druck, zu niedriger inspiratorischer Fluß
- Zu niedriges Atemminutenvolumen. Gerade bei Patienten mit COPD ist die Überwindung der Hypoventilation und der Ausgleich der Hyperkapnie oberstes Ziel, was nur durch hohe Atemminutenvolumina gewährleistet werden kann.

Abbruchkriterien

NIPPV ist kein Ersatz, sondern eine Ergänzung zur konventionellen Beatmung. Sie kann deshalb nur dort durchgeführt werden, wo invasive Beatmungsmöglichkeiten verfügbar sind. Außer bei Patienten im kardiogenen Lungenödem muß mit einer nennenswerten Anzahl von Therapieversagern gerechnet werden. Es ist deshalb notwendig, genaue Kriterien für den Übergang von NIPPV zu invasiver Beatmung zu definieren, um den Patienten nicht durch zu lange insuffiziente Maskenbeatmung zu gefährden (☞ Tab. 2.1).

Tab. 2.2: Abbruchkriterien für nicht invasive Beatmung	
Zeitraum	**Situation**
innerhalb von 15 Min.	keine Verbesserung von peripherer Sättigung und/oder arterieller BGA
innerhalb von 2 h	nach anfänglicher Verbesserung bleibt arterielle BGA konstant auf pathologischem Niveau
im Verlauf	unter nicht invasiver Beatmung tritt eine neuerliche, respiratorische Verschlechterung ein
immer	anhaltender Sekretverhalt

2

Vorteile nicht invasiver Beatmung

- Keine Sedierung erforderlich, daher keine unerwünschten Nebenwirkungen der Sedierung wie Magen-Darm-Atonie, Kreislaufdepression und Entzugssymptomatik
- Beendigung der Beatmung nach Besserung der respiratorischen Situation, daher kein Weaning notwendig
- Die natürliche Barrierefunktion der Schleimhaut des oberen Atemwegstraktes bleibt erhalten → Verminderung der Inzidenz von nosokomialen Infektionen
- Der Pat. kann kommunizieren, kann besser mobilisiert werden und aktiv an seinem Heilungsprozeß teilnehmen.

Nachteile nicht invasiver Beatmung

- In Abhängigkeit von Anwendungsdauer und Maskendruck entwickeln die Patienten Druckstellen auf dem Nasenrücken → ggf. Beendigung der nicht invasiven Beatmung erforderlich
- Vereinzelt klagen die Patienten über eine Überblähung des Magens, da der erhöhte Atemwegsdruck bei niedrigem Sphinktertonus zu „Luftverschlucken" führt. Daraus gelegentlich resultierendes Erbrechen ist unproblematisch, da der Schluckreflex der Pat. erhalten ist
- Die meisten Pat. empfinden in den ersten Minuten der nicht invasiven Beatmung subjektiv eine Zunahme ihrer Luftnot, ohne daß dies plausibel begründet werden kann. Dies verschwindet in

der Regel, sobald der Patient mehrere effektive Atemzüge über die Maske durchgeführt hat

- Bei NIPPV bei Lungenödem wurde unter Beatmung ein vermehrtes Auftreten akuter Myokardinfarkte beobachtet, was als Folge einer Verschlechterung der Koronarperfusion unter Beatmung gedeutet wurde. Offen ist jedoch, ob ein Myokardinfarkt ursächlich für das Lungenödem war oder ob dieser Folge der Beatmung war. Eine Kontrolle von EKG und herzspezifischen Enzymen unter NIPPV ist jedoch zu empfehlen.

Kontraindikationen nicht invasiver Beatmung

Absolut:
- Fehlende Kooperation des Pat. aufgrund neurologischer oder psychiatrischer Störungen
- Deutliche Bewußtseinseinschränkung des Pat.
- Fehlende Schluck- und Hustenreflexe
- Schocksymptomatik jeder Art
- Maligne Herzrhythmusstörung.

Relativ:
- Akuter Myokardinfarkt
- Sekretverhalt → ggf. Therapieversuch mittels Bronchoskopie. Wenn mehr als zwei Bronchoskopien pro Tag erforderlich sind, ist eine Fortsetzung der nicht invasiven Beatmung nicht sinnvoll und eine (Re-)Intubation sollte durchgeführt werden.

3

Beatmungs-praxis

U. v. Hintzenstern
R. Crahé
A. Obermayer
H. Mang
G. Laier-Groeneveld
M. Saefkow

3.1 Indikation zur Beatmung

Die Indikation zur Beatmung eines Pat. darf nicht nur anhand
einiger weniger Parameter (z. B. BGA) getroffen werden, sondern
muß auch immer die Gesamtsituation des Pat. einbeziehen:

- Vorerkrankungen (z. B. schwere COPD, progrediente irreversible neuromuskuläre Erkrankung)
- aktueller klinischer Zustand (z. B. Status asthmaticus)
- Prognose (z. B. finales Tumorstadium)
- Gasaustauschstörung (klinischer Befund, BGA).

Zeichen einer akuten respiratorischen Insuffizienz

- BGA:
  - $p_aO_2 < 60$ mmHg unter Sauerstoff-Nasensonde oder -Maske
    bzw $p_aO_2 < 50$ mmHg unter Raumluftatmung
  - $p_aCO_2 > 55$ mmHg (nicht gültig für Pat. mit chronischer
    Hyperkapnie, z. B. COPD!)
- Klinik:
  - Tachypnoe (f > 35/Min.) oder Bradypnoe
  - Dyspnoe, Orthopnoe
  - Zyanose
  - Tachykardie, Hypertonie
  - Angst, Kaltschweißigkeit, Unruhe
  - Somnolenz, Koma.

- Die Entscheidung zur Beatmung muß immer individuell und
  patientenorientiert getroffen werden
- Dabei auch genau mögliche Alternativen (z. B. Lagerungstherapie) sowie den erforderlichen Grad der Invasivität bedenken:
  Masken-CPAP evtl. ausreichend oder Intubation und kontrollierte Beatmung mit Sedierung indiziert?
- Immer zwischen Nutzen (Ersatz erkrankter körpereigener Funktionen bis zur erfolgreichen Therapie der ursächlich zugrundeliegenden Krankheit) und möglichem Schaden der Beatmung
  (z. B. Aspiration, Barotrauma, Larynxschaden, Streßulkus,
  Pneumonie, Abhängigkeit vom Beatmungsgerät) abwägen
- Ein wichtiges Kriterium für die Indikationsstellung zur Beatmung ist auch die eigene klinische Erfahrung
- Ggf. *rechtzeitig* Hilfe suchen (z. B. bei erfahrenem Intensivmediziner o. Anästhesisten)!

3.2 Einstellung des Respirators

> **Internet-Tip:**
> http://www.awmf-online.de/II/divi0010.htm
> DIVI-Leitlinie „Apparative Beatmung: Auswahl und Einstellung (Klinischer Algorithmus)"

Unabhängig von der vertretenen Beatmungs-„Philosophie" steht jede Einstellung des Beatmungsgerätes unter drei Zielprämissen:
- Optimierung des Gasaustausches → Parameter so einstellen, daß p_aO_2, p_aCO_2 und pH optimiert werden
- Minimierung möglicher Schäden durch die Beatmung (z. B. Barotrauma, Austrocknung der Atemluft) → z. B. möglichst niedrige Atemwegsdrücke anstreben, bei Langzeitbeatmung für Anfeuchtung der Atemluft sorgen
- Frühzeitige Entwöhnung, d. h. schon zu Beginn die Beatmung so „gestalten", daß die Beatmung nicht zum Haupthandicap des Pat. wird, sondern daß als konkretes Ziel eine möglichst baldige Entwöhnung angestrebt wird.

3

Haupteinstellungen

- Ventilationsform: die Auswahl der Ventilationsform richtet sich primär nach der Indikation (z. B. SHT → volumenkontrollierte Beatmung, Weaning → SIMV) und der Erfahrung des Anwenders im Einsatz der Ventilationsform. Mit den neueren Ventilationsformen (z. B. ALV, BIPAP, APRV) bestehen erst begrenzte klinische Erfahrungen im Vergleich zu den „Klassikern" SIMV und Druckunterstützung
- Rückatmung: ohne (fast ausschließlich in der Intensivtherapie), mit teilweiser (Hauptform der Narkosebeatmung) oder mit vollständiger Rückatmung.

Frischgaseinstellungen

- Gasgemisch: Sauerstoff/Lachgas vs. Sauerstoff/Raumluft. Nur relevant bei Narkosebeatmung. Auswahl abhängig von der Art des Eingriffs (z. B. Verzicht auf Lachgas bei Darm- und Mittelohr-OPs) und der gewählten Narkoseform (z. B. kein Lachgas bei TIVA)

- O_2-Konzentration: da die längere Applikation von Sauerstoff mit einer erhöhten F_IO_2 ($\geq 0,6$) toxisch sein kann, sollte die F_IO_2 so eingestellt werden, daß sich als Zielgröße gerade der gewünschte p_aO_2 (z. B. ca. 70 mmHg) ergibt
- Ohne BGA wird die O_2-Konzentration mittels Pulsoxymeter folgendermaßen bestimmt: zuerst Beatmung mit 100 % O_2. Dann schrittweise Reduktion der F_IO_2, bis eine periphere O_2-Sättigung ≥ 95 % erreicht ist
- Frischgasflow: Nur relevant bei Narkosebeatmung. Auswahl abhängig vom gewünschten Narkosesystem (ohne, mit teilweiser oder mit vollständiger Rückatmung; ☞ 1.5).

Ventilationseinstellungen

Atemfrequenz

- Zielgröße für die Parametereinstellung ist etwa der gewünschte p_aCO_2, d. h. bei erwachsenen Pat. meist 8–12/Min.
- Bei der Ventilationsform SIMV sind abhängig vom Beatmungsgerät unterschiedliche Zeiteinstellungen erforderlich: entweder nur *eine* Frequenz in Verbindung mit der Inspirationsdauer oder *zwei* Frequenzen, nämlich die SIMV-Frequenz (Zahl der maschinellen Atemhübe) und die CMV-Frequenz in Verbindung mit einer zusätzlichen Inspirationsdauer → f_{CMV} muß so eingestellt werden, daß die resultierende maschinelle Inspirationsdauer kürzer ist als die SIMV-Zykluszeit.

Volumen

Je nach Beatmungsgerät werden eingestellt:

- Atemminutenvolumen (AMV) und Frequenz (f) → AMV/f = Tidalvolumen (TV)
- Tidalvolumen (TV) und Frequenz (f) → TV × f = AMV
- Als TV wird häufig ein Wert von ca. 12 (10–15) ml/kg KG gewählt (bei einer AF von 8–12/Min.). Für Pat. mit ARI oder ARDS konnte mittlerweile eindeutig nachgewiesen werden, daß ein niedriges TV von nur 6 ml/kg KG (bei einer AF von 12–20/Min. → AMV = 70–120 ml/kg KG) zu einem verbesserten Outcome führt (geringerer mechanischer Streß und geringere Zytokinausschüttung).
- Die Größe des AMV ist stoffwechselabhängig: AMV↑ z. B. bei hyperdynamer Sepsisphase, AMV ↓ z. B. bei Hypothermie. Ein

erwachsener Pat. benötigt zur Normoventilation ein AMV von ca. 80–100 ml/kgKG. Kontrolliert wird die richtige Einstellung des Volumens anhand des $p_{et}CO_2$ oder des p_aCO_2 (ca. 38–42 mm Hg, bei Pat. mit bekannter Hyperkapnie entsprechend höher).

I:E-Verhältnis

- Das I:E-Verhältnis kann je nach Beatmungsgerät direkt (I:E) oder indirekt (z.B. Angabe der Inspirations- und der Pausendauer in % des Ventilationszyklus) eingestellt werden
- Physiologisch ist ein I:E-Verhältnis von ca. 1:2
- I:E-Verhältnis < 1:2, d.h. 1:3 oder kleiner: die Verlängerung der Exspirationszeit (→ Verkürzung der Inspirationszeit!) ist nur sinnvoll bei obstruktiven Lungenerkrankungen (COPD, Asthma → verbesserte Entleerung) und führt bei volumenkontrollierter Beatmung zur Erhöhung des Spitzendrucks und bei druckkontrollierter Beatmung zur Abnahme des Tidalvolumens
- I:E-Verhältnis > 1:2, d.h. 1:1, 2:1 oder größer (> 1:1 → IRV ☞ 2.6): Senkung des Spitzendrucks, evtl. unvollständige Ausatmung → Auto-PEEP (☞ 1.4.4).

Inspirationsflow

- Normalwert: bei mandatorischer Beatmung 30–50 l/Min., bei Spontanatmungsverfahren 45–90 l/Min.
- Hoher Flow → Spitzendruck ↑, TV ↑ (bei allen Druck-orientierten Beatmungsverfahren)
- Niedriger Flow → Spitzendruck ↓, TV ↓ (bei allen Druck-orientierten Beatmungsverfahren). Mindestflow zur Applikation des eingestellten Tidalvolumens erforderlich.

Flowprofil

Bei manchen Beatmungsgeräten kann eine bestimmte Flowform (rechteckig, akzelerierend, dezelerierend, sinusförmig) oder eine Zeitspanne gewählt werden, in der der Flow am Anfang der Inspirationsphase auf den eingestellten Wert ansteigt. Bisher konnte nur in speziellen Fällen für eine Flowform eine Überlegenheit gegenüber anderen Flowprofilen nachgewiesen werden: Initial hoher und dann dezelerierender Flow bei Lufthunger oder hohem Inspirationsbedürfnis des Patienten sowie bei COPD.

3

PEEP (☞ 1.4.4)

- Für die PEEP-Anwendung (wann und wie hoch?) gibt es keine einheitlichen Empfehlungen
- Soll die Oxygenierung des Blutes verbessert werden, empfiehlt sich eine PEEP-Einstellung in Höhe von 0,1–0,15 mbar/kgKG
- Hohe PEEP-Werte (insbesondere > 15 mbar) können negative Auswirkungen auf praktisch alle Organsysteme haben
- „Minimal-" bzw. „Enough"-PEEP: Parameter für die Einstellung des PEEP-Wertes ist ein Zielwert der O_2-Sättigung > 90 % → nur nicht invasives Monitoring (Pulsoxymetrie) erforderlich
- „Best"-PEEP: Parameter für die Einstellung des PEEP-Wertes ist ein optimales O_2-Angebot nur aufgrund der durch PEEP verbesserten Oxygenierung des Blutes. Da ab gewissen PEEP-Werten das HZV wieder abfällt, ist ein invasives Monitoring (Pulmonaliskatheter oder PiCCO®) erforderlich.

Triggerempfindlichkeit (☞ 1.4.5)

- Empfohlene Einstellungen: Drucktrigger: 1–2 mbar unter PEEP, Flowtrigger 2–4 l/Min.
- Hohe Einstellung, d. h. niedrige Empfindlichkeit → Erhöhung der Atemarbeit während der Spontanatmungsbemühungen → Ermüdung des Pat.
- Sehr empfindliche Einstellung → minimale Veränderungen von Druck, Flow oder Volumen (z. B. durch Pat.bewegungen) werden als Spontanatmungsversuch des Pat. interpretiert → „Selbsttriggerung" des Beatmungsgerätes
- Auch bei mandatorischen Beatmungsformen sollte die Triggerfunktion immer mit hoher Empfindlichkeit aktiviert sein (A/C-Modus ☞ 2.2), um eine eventuelle Spontanatmungsaktivität des Pat. sofort erkennen zu können (gemessene Atemfrequenz liegt über der eingestellten, am Beatmungsgerät blinkt bei jedem patientengetriggerten Atemzug kurz eine Kontrollleuchte auf).

Maximaler Inspirationsdruck (p_{max})

- Volumenkontrollierte Beatmung: Je nach Beatmungsgerät kommt es bei Erreichen von p_{max} entweder zur automatischen Sicherheitsumschaltung auf Exspiration oder die Druckspitze wird „abgeschnitten", d. h. es erfolgt eine Drucklimitierung bis das vorgegebene Tidalvolumen appliziert ist oder bis die eingestellte Inspirationszeit zu Ende ist

- Druckkontrollierte Beatmung: Mittels eines dezelerierenden Flows, der aus der Anpassung an die Resistance und Compliance entsteht, wird der Druck während der gesamten Inspiration auf Höhe des eingestellten p_{max} konstant gehalten. Das applizierte Tidalvolumen hängt damit von p_{max} und der Inspirationszeit ab
- Zum Schutz vor einem Barotrauma sollte $p_{max} < 35$ mbar sein.

Druckunterstützung (☞ 2.4)

- Je nach Beatmungsgerät bezieht sich die Höhe der Druckunterstützung entweder auf das PEEP- oder Atmosphärenniveau. Für die Senkung der Atemarbeit ist der Bezug zum PEEP-Niveau entscheidend
- Druckunterstützungsniveaus > 15–20 mbar verlangen wenig Atemarbeit vom Pat. → entspricht praktisch einer kontrollierten Beatmung
- Druckunterstützung < 5 mbar stellt keine klinisch relevante Atemunterstützung mehr dar → zeigt eine suffiziente Spontanatmung des Pat. an.

3

Die vier Grundregeln aller professionellen Beatmungsstrategien:
$$P^2 + R^2$$

- Protect the ventilated lung
- Prevent oxygen toxicity
- Recruit the infiltrated, atelectatic and consolidated lung
- Reduce the anatomic and alveolar dead space.

3.3　Entwöhnung

Die Entwöhnung (weaning) des Pat. vom Beatmungsgerät beinhaltet den gesamten Prozeß von der kontrollierten Beatmung bis zur Spontanatmung ohne irgendwelche Hilfsmittel, d.h. die zunehmende Nichtinvasivität der Ventilationsformen, die Reduktion der F_1O_2, des PEEP sowie die Extubation. Jedes Beatmungskonzept muß bereits zu Beginn eine möglichst frühzeitige Entwöhnung vom Beatmungsgerät als Perspektive beinhalten, um mögliche Schäden, die aus der Beatmung für den Pat. resultieren können, zu vermeiden.

Weaningkriterien

- Es existieren viele Versuche, Kriterien zu definieren, die die Fähigkeit des Pat. zur Spontanatmung vorhersagen und damit den komplikationsträchtigen Wechsel von einer mandatorischen auf eine unterstützende Ventilationsform nach der „Versuch-und-Irrtum"-Methode vermeiden helfen. Bisher ist es nicht gelungen, valide Kriterien zu fomulieren, die eine eindeutige Vorhersage einer adäquaten Spontanatmungsfähigkeit des Pat. erlauben
- Sinnvoll erscheint ein Weaning-Versuch in den meisten Fällen erst, wenn die Atemfrequenz < 35/Min. und die $F_1O_2 < 0,4$ sind.

Weaningkonzepte

- Bisher konnte für kein Weaning-Konzept eine eindeutige Überlegenheit nachgewiesen werden
- Das „klassische" Vorgehen beinhaltet eine schrittweise Senkung der SIMV-Frequenz von 10–15/Min. sowie des Druckunterstützungsniveaus von 15–20 mbar und Übergang auf Spontanatmung mittels T-Stück
- „Moderne" Ventilationsformen wie z.B. BIPAP oder ATC lassen zwar ein erleichtertes Weaning erhoffen, eine Überlegenheit gegenüber „klassischen" Verfahren konnte jedoch bisher noch nicht nachgewiesen werden
- Wichtig sind flankierende Maßnahmen wie eine adäquate Ernährung, Normalisierung des Säure-Basen- und Elektrolytstatus, Auswahl eines ausreichend groß dimensionierten Tubus zur Reduktion des Atemwegswiderstandes sowie ggf. eine Tracheotomie

- Der Weaning-Prozeß muß ständig durch BGA-Kontrollen überwacht werden
- Bei schwer entwöhnbaren Pat. hat sich folgendes Konzept bewährt: häufige Ermittlung der Spontanatemfrequenz beim wachen Pat. mit anschließender kontrollierter Beatmung mit einer geringfügig höheren Frequenz → Unterdrückung des Atemzentrums → Entlastung und Erholung der Atemmuskulatur. Durchführung eines diskontinuierlichen Entwöhnungsregimes durch häufiges Alternieren von kontrollierter Beatmung (insbesondere nachts) und Spontanatmung.

- Entscheidend für den Erfolg der Entwöhnung ist nicht das Vorgehen nach einem bestimmten Weaning-Konzept, sondern die Erfahrung und Geduld des Klinikers!
- *Cave:* Bei SIMV und Druckunterstützung besteht zwischen dem rein numerischen Unterstützungsgrad und der vom Pat. zu leistenden Atemarbeit keine Proportionalität, d. h. SIMV 6/Min. erfordert nicht doppelt soviel Atemarbeit wie SIMV 12/Min. und eine Druckunterstützung von 20 mbar führt nicht unbedingt zu einer Halbierung der Atemarbeit im Vergleich zu einem Druckunterstützungsniveau von 10 mbar.

3

3.4   Komplikationen der Beatmung

Abhängig von der Dauer (z. B. Langzeitbeatmung) und Invasivität (z. B. intubierter Pat. mit kontrollierter Beatmung vs. Masken-CPAP) der Beatmung können unterschiedliche Komplikationen auftreten. Im Prinzip hat jede Form der Beatmung nicht nur direkte Auswirkungen auf die Lunge, sondern auch indirekte Folgen für die Funktion der meisten anderen Organe.

- Lunge: Durch hohe Beatmungsdrücke kann es zu einer Überblähung der Alveolen und einem Einriß des Lungenparenchyms kommen (Baro- u. Volutrauma). Pat. mit COPD oder Lungenemphysem sind besonders für entsprechende Komplikationen wie (Spannungs-) Pneumothorax, Hautemphysem, bronchopleurale Fistel, Pneumomediastinum etc. prädestiniert
- Bei intubierten Pat. kommt es v. a. in flacher Rückenlage leicht zu Mikroaspirationen mit Erregern aus dem Magen und Rachen → Pneumoniegefahr ↑ insbesondere bei eingeschränkter mukoziliärer Clearance und verschlechterter Abwehrlage
- Sonstige Organe: die Zunahme des intrathorakalen Drucks führt zu einem Abfall des Perfusionsdrucks in vielen anderen Organen (Herz-Kreislaufsystem, Splanchnikusdurchblutung, Leber, Niere, Gehirn) → Einschränkung der entsprechenden Organleistung in Abhängigkeit von der Höhe und Dauer der Druckbelastung.

> **„Organschonende" Beatmung durch:**
> - Begrenzung der Spitzendrücke auf 35 mbar und PEEP-Einstellungen auf 10–15 mbar
> - Abhängig vom Zustand des Pat. (SHT, Ermüdung der Atemmuskulatur) möglichst kurzzeitiger Einsatz mandatorischer Ventilationsformen und möglichst baldiger Wechsel auf Spontanatmungsverfahren.

Indirekte Schäden der Beatmung sind Komplikationen, die durch Maßnahmen im Zusammenhang mit der Beatmung (z. B. Tracheomalazie durch Intubation oder Tracheotomie) verursacht werden.

3.5 Kommunikation mit beatmeten Patienten

Im Mittelpunkt der Beatmung steht nicht das Beatmungsgerät, sondern der Patient als Mensch!

Ein häufig verkanntes Problem im Umgang mit beatmeten Pat. ist die eingeschränkte Kommunikationsmöglichkeit. Die Unfähigkeit zu sprechen oder sich effektiv mitzuteilen, führt bei beatmeten Pat. häufig zu Unzufriedenheit, Angst und Frustration. Diese entmutigende und demoralisierende Situation kann dann zu einer Stagnation oder Verschlechterung des Krankheitsverlaufs führen und zusätzliche intensivtherapeutische Maßnahmen (z. B. Sedierung) erforderlich machen, die dann wiederum die Entwöhnung vom Beatmungsgerät verzögern können.

Der Grad der Kommunikationsfähigkeit von beatmeten Pat. ist abhängig von der Invasivität der Beatmung (z. B. mandatorische Beatmung), der Intensivtherapie (z. B. Sedierung), dem aktuellen Krankheitszustand (z. B. SHT mit Lähmungen) sowie sonstigen Einschränkungen des Pat. (z. B. Blindheit, Hörschwäche oder Analphabetentum). Da heute eine patientenadaptierte Beatmung mit dem frühzeitigen Einsatz von Ventilationsformen, die die Spontanatmung des Pat. fördern, angestrebt wird, sind heute erweckbare oder gar wache Pat. die Regel, deren Bedarf an Zuwendung und Kommunikation – im Gegensatz zu ihren tiefsedierten „Vorgängern" – enorm gestiegen ist.

In der Praxis erfolgt die Kommunikation mit beatmeten Pat. häufig mittels „Versuch und Irrtum". Diese Methode ist unbefriedigend, da gute Ergebnisse nur zufällig zu erwarten sind. Die Kommunikation mit dem beatmeten Pat. kann nur dann optimiert werden, wenn es gelingt, eine Kommunikationsform zu finden, die jeweils individuell auf seine momentane Situation zugeschnitten ist.

Analyse der Kommunikationsfähigkeit

Bevor eine Technik für die Kommunikation mit dem Pat. ausgewählt wird, muß erst seine aktuelle Kommunikationsfähigkeit beurteilt werden.

3

Zerebrale Aspekte

Bewußtsein:
- Medikamentöse Therapie mit bewußtseinsbeeinträchtigenden Medikamenten (z. B. Sedativa, Analgetika)?
- Pat. wach und ansprechbar?
- Gibt es Hinweise, daß der Pat. (trotz Bewußtseinstrübung) hört und versteht?

Auffassungsgabe:
- Pat. orientiert (zeitlich, örtlich, situativ)?
- Reagiert der Pat. auf Fragen?
- Verfügt der Pat. über eine altersentsprechende Auffassungsgabe?
- Bestehen bei dem Pat. neuro-psychiatrische Einschränkungen (z. B. M. Alzheimer)?

Sprache
- Muttersprache des Pat.?
- Versteht der Pat. zumindest teilweise Deutsch?

Schrift: Kann der Pat. lesen und schreiben?

Motorische Aspekte

„Schwäche":
- Ist der Pat. erschöpft und müde (z. B. Z. n. großer OP)?
- Hat der Pat. Muskelrelaxantien erhalten?
- Sind bei dem Pat. Lähmungen bekannt (z. B. Z. n. Apoplex)?

Grobmotorik:
- Kann der Pat. mit der Hand zeigen, mit dem Kopf nicken oder mit den Achseln zucken?
- Kann die Hand gedrückt werden?

Feinmotorik: Kann der Pat. schreiben?

Methoden der Kommunikation mit beatmeten Patienten

Prinzipiell ist eine Zwei-Wege-Kommunikation anzustreben, d. h. der Pat. soll nicht nur Informationen und Emotionen empfangen, sondern im Rahmen seiner Möglichkeiten auch reagieren. Ist dies nicht möglich, muß auf die Ein-Weg-Kommunikation zurückgegriffen werden. Da man die wirkliche Perzeptionsfähigkeit eines Pat., der nicht reagiert, nie kennen kann, ist es auch in diesen Fällen sinnvoll, dem Pat. alle Maßnahmen, die ihn betreffen, sowie seinen Zustand zu erläutern und ihn auch über sonstige Ereignisse zu informieren → Angstreduktion.

Je komplexer eine Kommunikationsmethode ist, desto besser ist das Kommunikationsergebnis → patientenorientiert immer die jeweils „schwierigste" Möglichkeit probieren.

Tab. 3.1: Methoden der Kommunikation mit beatmeten Patienten

Methode	Bewertung	+
	positiv	negativ
Computer-assistierte Kommunikation	Sehr effektiv	Pat. muß geistig und körperlich „fit" sein Hohe Motivation bei Pat. und Personal erforderlich Sehr teuer → selten vorhanden
Stift und Papier	Immer vorhanden Einfach zu verstehen Schriftlich „fixiert" → man kann darauf zurückgreifen	Gewisse körperliche Kraft und Geschicklichkeit erforderlich Pat. muß schreiben und lesen können
Alphabettafel	Einfach und effektiv	Pat. muß buchstabieren können Sehr zeitaufwendig Für Pat. oft schwierig bzw. ermüdend
Foto- bzw. Bildtafeln	Unabhängig von Sprache und Schrift Exakte Aussagenübertragung möglich	Gute Sehfähigkeit erforderlich Eingewöhnung notwendig
Handsignale	Ohne Hilfsmittel möglich U. U. effektiv	Sehfähigkeit erforderlich „Aussage" nicht eindeutig
Nonverbale Kommunikation	Immer ohne Hilfsmittel möglich	Sehfähigkeit erforderlich „Aussage" nicht eindeutig
Berührung	Immer ohne Hilfsmittel möglich	„Aussage" nicht eindeutig Effekt bei Sedierung etc. nicht sicher

3

- Wichtige Hilfe bei der Kommunikation mit dem beatmeten
  Pat. können häufig Familienangehörige leisten, die die Bedürf-
  nisse und nonverbalen Artikulationstechniken des Pat. wesent-
  lich besser kennen als das Intensivpersonal
- Optimale Bedingungen ergeben sich, wenn die Möglichkeit
  besteht, mit dem Pat. Kommunikationsmöglichkeiten *vor* der
  Intubation zu besprechen und auszuwählen
- Menschliche Zuwendung ist die einfachste Form der Analgesie!

3

3.6 Fallbeispiele

Vorbemerkung

Es gibt bei keinem Krankheitsbild einen klinischen Beweis, der das Favorisieren eines Beatmungs- oder Weaningschemas erlaubt → die Fallbeispiele spiegeln Erfahrungen des Autors sowie Hinweise aus der Literatur wider.

Internet-Tip:
http://www.awmf-online.de/ll/divi0006.htm
DIVI-Leitlinie „Akutes, nicht-obstruktives Lungenversagen (Klinischer Algorithmus)"

3.6.1 Thoraxtrauma

3

Patient 1

Situation
- 30 J., als Fahrradfahrer mit PKW kollidiert → Rippenserienfraktur, Le Fort-Fraktur (operativ versorgt)
- Postoperativ beatmet mit IPPV, I:E 1:2, $F_I O_2$ 0,3, p_{max} 35 mbar
- BGA: $p_a O_2$ 110 mmHg, $p_a CO_2$ 40 mmHg
- Kreislaufstabil, Sinusrhythmus
- Ansprechbar, kooperativ.

Problematik
- Atemabhängige Schmerzen (Schonatmung → Minderventilation → Atelektasen → Gefahr einer Pneumonie)
- Instabiler Thorax (Schaukelatmung)
- Pneumothoraxgefahr.

Behandlungsstrategie
- Frühzeitige Extubation anstreben
- Suffiziente Schmerztherapie (Opiate, ggf. Interkostalblockade, thorakaler Periduralkatheter) erforderlich
- Engmaschig auskultieren, bei V.a. Pneumothorax Rö-Thorax → ggf. Bülau-Drainage.

Beatmungskonzept
- Geeignete Beatmungsmodi: PCV, SIMV, BIPAP oder ASB

- Beatmungsdrücke > 30 mbar vermeiden
- PEEP aufgrund guter Oxygenierung nicht erforderlich
- Extubation anstreben, wenn:
  - Schutzreflexe vorhanden sind
  - keine Instabilität des Thorax mehr vorliegt
  - keine aufwendige Diagnostik (z. B. CT) mehr erforderlich ist.

Patient 2

Situation
- Patient wie oben
- Abrupter Anstieg des Beatmungsdrucks und fehlendes Beatmungsgeräusch links
- Blutdruckabfall auf 60/40 mmHg, Tachyarrhythmia absoluta (HF um 120/Min.)
- Halsvenenstauung.

3

Problematik
Spannungspneumothorax links

Behandlungsstrategie
- Thorax-Drainage (unverzüglich, auch ohne Nachweis eines Pneumothorax durch Rö-Thorax) im 2. ICR medioklaviculär oder 4./5. ICR mittlere Axillarlinie
- Katecholamintherapie (Suprarenin, Dopamin) bis der Zustand des Pat. stabilisiert ist.

Cave:
- Zeitverlust! Thoraxdrainage ist immer die allererste Therapiemaßnahme!
- Mit exzessiven Blutdruckanstieg nach Entlastung rechnen!

Beatmungskonzept
Wie oben, Beatmungsdrücke so niedrig wie möglich.

3.6.2 ARDS (acute respiratory distress syndrome)

Internet-Tip:
http://www.awmf-online.de/ll/divi0005.htm
DIVI-Leitlinie:„Akutes Lungenversagen (Acute Respiratory Distress Syndrome, ARDS)"

Patient 1

Situation

- 50 J., Z. n. Verkehrsunfall, Polytrauma, Aspiration, Massivtransfusion: jetzt ARDS mit bilateralen diffusen Infiltrationen im Rö-Thorax
- Eingestellte Beatmungsparameter: BIPAP 4 Sek. 30 mbar, 2 Sek. 5 mbar ($\rightarrow$ mittlerer Atemwegsdruck: 22 mbar), F_IO_2 1,0
- BGA: p_aO_2 150 mmHg, p_aCO_2 35 mmHg.

Problematik

- „Baby lung" (nur geringe alveoläre Austauschfläche)
- Inhomogene Lunge (geschädigte neben gesunden Alveolen)
- Baro- und Volutrauma, Entstehen eines intrinsichen PEEP, Pneumothoraxgefahr
- O_2-Toxizität bei längerdauernder Beatmung mit hoher F_IO_2.

Behandlungsstrategie

- $F_IO_2 > 0,6$ vermeiden (angestrebter p_aO_2: 80–100 mmHg)
- Ggf. permissive Hyperkapnie
- Ggf. Patient mitatmen lassen (Zwerchfellatmung zur Verbesserung des Ventilations-/Perfusionsverhältnisses)
- Frühzeitige Tracheotomie erwägen, möglichst großen Innendurchmesser des Tubus oder der Trachealkanüle wählen
- Lagerungstherapie (Bauchlage).

Beatmungskonzept

Reduzieren des Atemwegsmitteldrucks (MAP) z. B. durch Änderung der BIPAP-Einstellung in: 3 Sek. 25 mbar, 3 Sek. 7 mbar $\rightarrow$ Atemwegsmitteldruck: 16 mbar $\rightarrow$ Reduktion des Atemwegsmitteldrucks um 6 mbar, aber auch Verminderung des Tidal- und Atemminutenvolumens $\rightarrow$ Anstieg des pCO_2. Nach erneuter BGA Anpassung der F_IO_2, so daß pO_2 80–100 mmHg.

3

Patient 2

Situation
- 50 J. ARDS, jetzt Z. n. Tracheotomie bei Langzeitbeatmung
- Eingestellte Beatmungsparameter: PCV, p_{max} 30 mbar, PEEP 5 mbar, I:E 1:1, F_IO_2 1,0
- BGA: p_aO_2 60 mmHg, p_aCO_2 40 mmHg (Entwicklung über Stunden bis Tage).

Problematik
Unzureichende Oxygenierung

Behandlungsstrategie
- Ausschluß Tubusfehllage, Pneumothorax, etc. (Auskultation, Perkussion, Rö-Thorax, evtl. CT-Thorax)
- Bronchoskopie mit „Bronchialtoilette" unter Sicht
- Restriktive Flüssigkeitsbilanzierung (ggf. Hämofiltration)
- Sofortige Lagerungsmaßnahmen (Bauchlage)
- Ggf. ECMO/ECLA (frühzeitig Kontakt aufnehmen).

Beatmungskonzept
- Geeignete Beatmungsmodi: BIPAP, PCV
- „Open up the lung and keep the lung open" (Lachmann): atelektatische Alveolen wiedereröffnen, da eine Ventilation bei einer großen Anzahl atelektatischer Alveolen zu einer weiteren Schädigung von noch funktionstüchtigen Alveolen führt (Volutrauma)
- Methoden zur Wiedereröffnung atelektatischer Bezirke:
  - Lunge manuell blähen
  - Beatmungsdrücke (oberer und unterer Druck) schrittweise unter fortlaufender BGA-Kontrolle steigern, bis sich der Gasaustausch deutlich bessert. Sofortige Reduktion der Beatmungsdrücke, bis geringstmögliche Drücke erreicht werden. Ggf. ist ein erneutes Wiedereröffnen notwendig, wenn die kritischen Beatmungsdrücke unterschritten werden
- Gefahr eines Pneumothorax, daher hohe Beatmungsdrücke schnellstmöglich wieder reduzieren!
- Ggf. permissive Hyperkapnie durch schrittweises Anheben des unteren Drucklevels.

3.6.3 COPD (chronic obstructive pulmonary disease)

Patient 1

Situation

- 70 J., langjähriger Raucher mit chronischer Bronchitis; deutliches exspiratorisches Giemen
- Jetzt: V. a. Exazerbation mit Belastungsdyspnoe infolge Pneumonie; Pat. bewußtseinsklar
- BGA: p_aO_2 50 mmHg, p_aCO_2 40 mmHg

Problematik

- Partialinsuffizienz
- Rasche pulmonale Dekompensation
- Falls Intubation erforderlich, erschwertes Weaning zu erwarten
- Dyskrinie (zähflüssiges Sekret).

Behandlungsstrategie

- Beatmung nach Möglichkeit vermeiden!
- Breit wirksame Antibiotika, auch bei fehlendem Keimnachweis
- Sorgfältige Flüssigkeitsbilanzierung, ggf. Kreislaufunterstützung
- Kontinuierliche Überwachung gewährleisten
- Bronchospasmolytika
- Oberkörperhochlagerung
- „Trachealtoilette" häufig durchführen.

Beatmungskonzept

- Sauerstoffmaske
- Ggf. Masken-CPAP, BiPAP.

Patient 2

Situation

- 70 J., langjähriger Raucher, deutliches exspiratorisches Giemen, schwere COPD; jetzt: postoperativer Z. n. Hemikolektomie
- Beatmungsparameter: IPPV 1:2, AF 10/Min., F_iO_2 0,6, p_{max} 30 mbar, kein PEEP
- BGA: p_aO_2 100 mmHg, p_aCO_2 35 mmHg.

3

Problematik

- Auto-PEEP infolge erhöhter exspiratorischer Resistance (Exspirationszeit zu kurz)
- Erschwertes Weaning
- Hohe Inzidenz für Pneumonie, insbesondere bei längerer Beatmung.

Behandlungsstrategie

- Frühzeitige Extubation anstreben
- Niedrigen p_aO_2 tolerieren (Pat. ist adaptiert), p_aO_2 60 mmHg ausreichend
- Sedativa minimieren (Pat. soll mitatmen), bei hohem Schmerzmittelbedarf ggf. Periduralkatheter legen
- Bronchospasmolytika
- „Trachealtoilette" häufig durchführen.

Beatmungskonzept

- Geeignete Beatmungsmodi: PCV, BIPAP oder ASB, ggf. SIMV möglichst druckkontrolliert (Spitzendruck begrenzen)
- Atemzeitverhältnis 1:2 oder 1:3
- PEEP bis 5 mbar (u. U. besserer Gasaustausch ohne wesentliche Erhöhung des Gesamt-PEEP wegen Verminderung des Auto-PEEP)
- F_IO_2 reduzieren
- Ausreichend Zeit für Exspiration lassen (insb. bei hoher Resistance und Compliance ist die erforderliche Zeit für die Entleerung der Lunge verlängert)
- Nach Extubation ggf. Masken-CPAP, BiPAP.

3.6.4 Kreislaufinsuffizienz

Situation
- 50 J., frischer Myokardinfarkt, schwere Linksherzinsuffizienz (Vorwärts- und Rückwärtsversagen), beatmet, hochdosierte Katecholamintherapie, dennoch RR_{syst} nur max. 100 mmHg
- Beatmungsparameter: SIMV 6, F_IO_2 0,3
- BGA: p_aO_2 100 mmHg, p_aCO_2 40 mmHg

Problematik
Gefahr der Linksherzdekompensation nach Extubation (erhöhte linksventrikuläre Vorlast und Nachlast, kardiale Sauerstoff-Minderversorgung).

Behandlungsstrategie
- Keine Extubation!
- Atemarbeit abnehmen
- Ggf. geringe und vorsichtige Sedierung ($\rightarrow$ Erhaltung der eigenen Katecholamine) zur Tubustoleranz
- Primär Kreislaufstabilisierung anstreben
- Ggf. Indikation für intraaortale Ballonpumpe abklären.

Beatmungskonzept
- Beatmungsmodus zweitrangig, ggf. Pat. mitatmen lassen
- PEEP auf Kreislaufreaktion prüfen (reduziert linksventrikuläre Vorlast und Nachlast).

3

3.6.5   Isoliertes Schädel-Hirn-Trauma

Situation
- 35 J., männlich, Sturz aus großer Höhe, primär bewußtlos, intubiert und beatmet, SHT III°, subdurales Hämatom
- Beatmungsparameter: IPPV, AF 12/Min., AMV 9,6 l, kein PEEP, F_IO_2 0,6
- BGA: p_aO_2 200 mmHg, p_aCO_2 27 mmHg, pH 7,55.

Problematik
Hirndruck.

Behandlungsstrategie
- Hirndrucksonde legen lassen
- Kapnometrie obligatorisch
- Bei erhöhtem ICP neben neurochirurgischen Maßnahmen/Osmotherapie im Akutstadium Hyperventilation durchführen (*cave:* keine pCO$_2$-Werte unter 30 mmHg, da Gefahr der zerebralen Minderperfusion). Ansonsten Normoventilation (pCO$_2$ 35–38 mmHg) anstreben
- Moderater PEEP → Verbesserung der Oxygenierung und Compliance (Reduktion des transpulmonalen Drucks und damit des zerebrovenösen Abflusses) sowie Atelektasenschutz
- Bis ein Hirndruck ausgeschlossen ist, Pat. ausreichend analgosedieren, Beatmung erforderlich
- 15° bis max. 30° Oberkörperhochlagerung.

Beatmungskonzept
(bei erhöhtem ICP)
- Beatmungsmodus muß ein konstantes AMV gewährleisten → volumenkontrollierte Modi sinnvoll. *Cave:* Keine Spontanatmungsverfahren!
- AMV reduzieren, bis p_aCO_2 30–35 mmHg
- PEEP 5–8 mbar (ggf. Katecholamine, Diuretika)
- F_IO_2 vorsichtig reduzieren (p_aO_2 100 mmHg anstreben, Werte unter 100 mmHg unbedingt vermeiden)
- Normoventilieren, wenn keine ICP-Erhöhung vorliegt. Hyperventilationseffekt ist ohnehin nur kurzfristig.

3.6.6 Polytrauma mit Schädel-Hirn-Trauma

3

Situation

18 J., männlich, Verkehrsunfall, primär ansprechbar, aber somnolent, starke Schmerzen, V. a. SHT, Mittelgesichtsfraktur, Rippenfraktur, Beckenfraktur, Oberschenkelfraktur li., stumpfes Bauchtrauma, nicht beatmet.

Problematik
- Aspirationsgefahr
- Pneumothoraxgefahr
- Fragliche Hypoventilation (somnolent, Schmerzen)
- Gefahr der Atemwegsverlegung durch Schwellung im Bereich Pharynx/Larynx infolge Mittelgesichtsfraktur
- Hoher Analgetikabedarf
- Umfangreiche Diagnostik, ggf. unverzügliche Operationen notwendig (Narkose unvermeidlich)
- Keine Lagerungsmöglichkeit (außer Drehbett mit Extension)
- Gefahr der Ausbildung eines ARDS.

Behandlungsstrategie
- Orale Intubation mit großlumigem Tubus (z. B. ID 8,0), evtl. frühzeitige Tracheotomie
- Sorgfältige Auskultation, bei V. a. Pneumothorax Bülau-Drainage vor oder nach Intubation
- Ausreichende Analgosedierung
- Bei V. a. Hirndruck Sonde legen lassen.

Beatmungskonzept (in der Präklinik, z. B. mit Oxylog oder Medumat)
- IPPV
- F_1O_2 1,0
- AF 12–14/Min., AMV 150 ml/kgKG (*cave:* hohe Beatmungsdrücke vermeiden)
- $p_{et}CO_2$ von ca. 35 mmHg anstreben
- PEEP bis 5 mbar.

3.6.7 Zentrale Atemlähmung/Langzeitbeatmung

Situation
- 65 J., weiblich, Z. n. Peritonitis, offene Spülbehandlung für eine Woche, großer Verbrauch von Analgosedativa (Fentanyl, Midazolam), jetzt Bauchverschluß, Weaning geplant
- Beatmungsparameter: SIMV 10, F_IO_2 0,3
- BGA: p_aO_2 90 mmHg, p_aCO_2 38 mmHg.

Problematik
- Atemmuskulatur nicht trainiert, Patient schnell erschöpft
- Entzugssymptomatik, Durchgangssyndrom bei Reduktion der Analgosedierung
- Neigung zu Tachypnoe im Weaning.

Behandlungsstrategie
- Beatmungsmodus SIMV, BIPAP oder ASB (AF > 30/Min. vermeiden)
- Beatmungsdrücke niedrig halten
- Inspirationsflow individuell anpassen (wache Pat. bevorzugen hohe Inspirationsflows)
- Beatmung an den Bedarf des Patienten anpassen, nicht umgekehrt
- Analgosedierung schrittweise reduzieren, nicht schlagartig abschalten
- Tracheotomie erwägen
- Tag-Nachtrhythmus beachten (ggf. nachts Sedierung erhöhen)
- Unterstützungsbedarf häufig überprüfen. Auf klinische Zeichen der Erschöpfung achten (Tachypnoe, Unruhe, Schwitzen). Patient öfter befragen.
- Nach jedem Spontanatmungsversuch Erholung am Respirator, auch wenn Extubation geplant ist.

Beatmungskonzept
- Tagsüber (Patient wach): assistierte Beatmung (ASB 10–20 mbar oder SIMV 2–6/Min.); Spontanatmungsversuch, wenn Patient tracheotomiert
- Nachts (Patient schläft): Kontrollierte Beatmung (BIPAP, PCV unterer Druckbereich/PEEP 5 mbar, oberer Druckbereich 20–25 mbar oder SIMV 8–10/Min.).

3.6.8 Pneumonie

Situation
- 75 J., weiblich, Temp. 38,0 °C, auskultatorisch Rasselgeräusche re. Unterfeld, V.a. Pneumonie nach Harnwegsinfekt. Im Rö-Thorax Infiltration/Verschattung re. Unterfeld. Kein Keimnachweis. Seit drei Tagen bei primär schwerer Partialinsuffizienz intubiert, oraler Tubus ID 6,5
- Beatmungsparameter: SIMV 8/Min., I:E 1:2, PEEP 5 mbar, F_iO_2 0,5
- BGA: p_aO_2 110 mmHg, p_aCO_2 32 mmHg.

Problematik
- Inhomogene Lunge mit Gefahr der Überblähung der gesunden Lungenareale
- Partialinsuffizienz
- Neigung zu Atelektasenbildung aufgrund Sekretverhalt.

Behandlungsstrategie
- Sedierung minimieren
- Eigenatmung unterstützen
- Extubation anstreben
- p_aO_2 von 70–90 mmHg anstreben
- Keimsuche (Bronchoskopie mit bronchoalveolärer Lavage)
- Breitwirksames Antibiotikum nach Versuch der Keimgewinnung, auch ohne Keimnachweis
- „Trachealtoilette" häufig durchführen
- Ggf. Sekretolytika
- Frühzeitig Mobilisation des Patienten.

Beatmungskonzept
- Beatmungsmodus PCV, BIPAP, SIMV oder ASB
- Beatmungsdrücke minimieren
- Umintubation auf großlumigen Tubus (Reduktion des Beatmungsdrucks, leichtere Entwöhnung, Möglichkeit der Bronchoskopie, bessere „Trachealtoilette")
- Ggf. nasotracheal umintubieren (im Wachzustand wird nasaler Tubus häufig besser toleriert)
- F_iO_2 reduzieren (0,3–0,4)
- Falls Extubation nicht möglich, Tracheotomie erwägen
- Nach Extubation ggf. Masken-CPAP.

3

3.6.9 Narkose bei laparoskopischer Cholecystektomie

Situation
- 60 J. weiblich, 168 cm, 90 kg, keine pulmonale Vorerkrankung
- Beatmungsparameter: IPPV, AMV 6,8 l, AF 10/Min., kein PEEP, I:E 1:2, p_{max} 38 mbar, F_IO_2 0,3
- BGA p_aO_2 70 mmHg, p_aCO_2 50 mmHg.

Problematik
- Hyperkapnie aufgrund abdominaler CO_2-Insufflation
- Hoher Beatmungsdruck aufgrund überblähtem Abdomen ($\rightarrow$ Höhertreten des Zwerchfells $\rightarrow$ Abnahme der Compliance)
- Oxygenation eingeschränkt insbesondere bei Pat. mit Adipositas permagna oder Lungenerkrankungen
- Kreislaufveränderungen durch extreme Lagerungen.

Behandlungsstrategie
- F_IO_2 ggf. anpassen
- Atemfrequenz > 10/Min.
- Ggf. I:E 1:1
- PEEP mindestens 5 mbar
- Beatmungsdrücke begrenzen (ca. 35 mbar)
- Ausreichende Relaxierung (Nervenstimulator)
- Wenn Operateur einverstanden, Oberkörperhochlagerung.

Beatmungskonzept
- F_IO_2 0,5
- AF 12–14/Min.
- I:E 1:1
- PEEP 7 mbar.

3.7 Kurzbedienungsanleitungen

Die folgenden Kurzbedienungsanleitungen, in denen keine Einzelheiten und Warnhinweise enthalten sind, ersetzen nicht die Gebrauchsanweisungen des Herstellers, sondern sollen lediglich einen groben Einblick in die Bedienung der Beatmungsgeräte geben.

Immer die Alarmgrenzen einstellen und individuell am jeweiligen Pat. orientieren!

3.7.1 Kreissystem 9 (Dräger)

Charakteristik: Rückatemsystem mit CO_2-Absorption und Frischgaszufuhr für Spontanatmung und Handbeatmung (automatische, druckbegrenzte Beatmung nur in Zusammenhang mit einem Narkosebeatmungsgerät, z. B. Sulla 808 V).

Ventilationsformen: Spontanatmung, Handbeatmung.

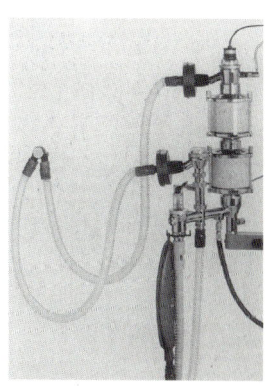

Abb. 3.1: Kreissystem® 9

Gerätebedienung

Spontanatmung
- Betriebsart einstellen: Hebel des Druckbegrenzungsventils auf *SPONT* umlegen → Ventil ist offen, unabhängig von der eingestellten Druckbegrenzung → im Kreissystem kann sich kein Druck aufbauen
- Frischgas so ausreichend dosieren, daß der Atembeutel am Kreissystem gefüllt ist.

Handbeatmung
- Betriebsart einstellen: Hebel des Druckbegrenzungsventils auf *MAN* umlegen

3

- Die gewünschte Druckbegrenzung (max. 70 mbar) einstellen: Hebel drehen und Wert an der Skala einstellen
- Frischgas so ausreichend dosieren, daß der Atembeutel am Kreissystem gefüllt ist. *Cave:* Frischgasflow zu hoch → PEEP.

3

3.7.2 KION (Siemens)

Charakteristik:
Narkosebeatmungsgerät.

Ventilationsformen:
Volumenkontrollierte Beatmung, druckkontrollierte Beatmung, Handbeatmung, Spontanatmung.

Gerätebedienung

Volumenkontrollierte Beatmung
- Haupteinstellungen: *Kreissystem, Volumenkontrolliert*
- Frischgaseinstellungen: *O_2/Luft oder O_2/N_2O, O_2-Konz. %, Frischgas l/min*
- Ventilationseinstellungen: *Volumen, CMV-Freq./min, Trigger Empfindlichkeit, PEEP, I:E.*

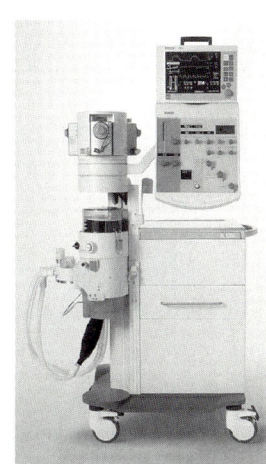

Abb. 3.2: Beatmungsgerät KION®

3

Druckkontrollierte Beatmung
- Haupteinstellungen: *Kreissystem, Druckkontrolliert*
- Frischgaseinstellungen: *O_2/Luft* oder *O_2/N_2O, O_2-Konz. %, Frischgas l/min*
- Ventilationseinstellungen: *Trigger-Empfindlichkeit, Druckniveau über PEEP, PEEP, Obere Druckgrenze, I:E, CMV Freq./min*

Handbeatmung
- Haupteinstellungen: *Kreissystem, Manuell*
- Frischgaseinstellungen: O_2/Luft oder O_2/N_2O, O_2-Konz. %, Frischgas l/min
- Ventilationseinstellungen: *Volumen, PEEP*
- Atemwegsdruckgrenze-Ventil (APL-Ventil) einstellen (max. 90 mbar; deutlich spürbare „Schwelle" bei 30–35 mbar).

3.7.3   Julian (Dräger)

Charakteristik:
Narkosebeatmungsgerät.

Ventilationsformen:
Volumenkontrollierte
Ventilation, Druckkontrollierte Ventilation, Spontanatmung, Handbeatmung.

Gerätebedienung

- Trägergas wählen: N_2O
  oder *AIR* drücken, mit
  Drehknopf bestätigen
  (drücken)
- O_2-Konzentration einstellen: $O_2\%$ drücken,
  O_2-Konz. mit Drehknopf
  einstellen und bestätigen
  (drücken)
- Frischgasflow einstellen:
  L/min drücken, Frischgasflow mit Drehknopf
  einstellen und bestätigen (drücken).

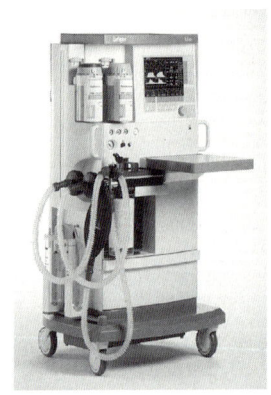

Abb. 3.3: Beatmungsgerät Julian®

Volumenkontrollierte Beatmung

IPPV starten: *IPPV* drücken, mit Drehknopf bestätigen (drücken).
Die voreingestellten sechs Beatmungsparameter (Druckbegrenzung P_{max}, Tidalvolumen V_T, Frequenz *Freq.*, Atemzeitverhältnis
$T_I : T_E$, Pausenzeit $T_{IP} : T_I$, PEEP) ggf. ändern: Bildschirmtaste des
jeweiligen Beatmungsparameters drücken, Parameter mit Drehknopf einstellen und bestätigen (drücken).

Druckkontrollierte Beatmung

PCV starten: *PCV* drücken, mit Drehknopf bestätigen (drücken).
Die voreingestellten fünf Parameter (Druckbegrenzung P_{max}, Frequenz *Freq.*, Atemzeitverhältnis $T_I : T_E$, *insp. Flow*, PEEP) ggf. ändern: Bildschirmtaste des jeweiligen Parameters drücken, Parameter mit Drehknopf einstellen und bestätigen (drücken).

Handbeatmung

- Am Druckbegrenzungsventil Hebel auf *MAN* umlegen und gewünschten Atemwegsdruck (max. 70 mbar) einstellen
- Taste *MAN/SPONT* drücken, mit Drehknopf bestätigen (drücken).

3

3.7.4   Cicero EM (Dräger)

Charakteristik:
Narkosebeatmungsgerät.

Ventilationsformen:
Volumenkontrollierte Venti-
lation, druckkontrollierte
Ventilation, drucklimitierte
Beatmung, Spontanatmung,
Handbeatmung, SIMV
(volumenkontrolliert u.
drucklimitiert).

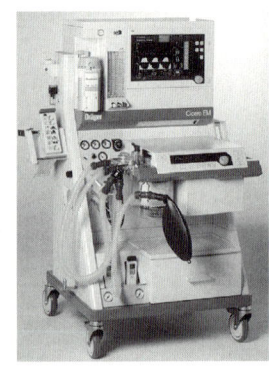

3

Gerätebedienung
Beatmungsparameter am
Beatmungsteil einstellen.

Volumenkontrollierte
Beatmung

Abb. 3.4: Beatmungsgerät Cicero® EM

Taste *IPPV* drücken, mit
Drehknopf bestätigen (drücken). Die voreingestellten Beatmungsparameter (Druckbegrenzung P_{max}, Tidalvolumen V_T, Frequenz
f_{IPPV}, Atemzeitverhältnis T_I:T_E, Pausenzeit T_{IP}:T_I, *PEEP*) ggf. ändern: Taste des jeweiligen Beatmungsparameters drücken, Parame-
ter mit Drehknopf einstellen und bestätigen (drücken)

Frischgas mit Dosierventilen einstellen.

Druckkontrollierte Beatmung
Taste *PCV* drücken, mit Drehknopf bestätigen (drücken). Die vor-
eingestellten fünf Parameter (P_{max}/P_{PCV}, f_{IPPV}, T_I:T_E, T_{IP}:T_E/*Flow*,
PEEP) ggf. ändern: Taste des jeweiligen Parameters drücken, Para-
meter mit Drehknopf einstellen und bestätigen (drücken). Frischgas mit Dosierventilen einstellen.

Handbeatmung
• Taste *MAN/SPONT* mindestens 1 Sek. gedrückt halten
• Am Druckbegrenzungsventil Hebel auf *MAN* umlegen und ge-
  wünschten Atemwegsdruck (max. 70 mbar) einstellen
• Frischgas mit Dosierventilen einstellen.

3.7.5 Aestiva/5 (Datex-Ohmeda)

Charakteristik:
Narkosebeatmungsgerät.

Ventilationsformen:
Volumenkontrollierte Ventilation, Druckkontrollierte Ventilation, Spontanatmung, Handbeatmung.

Gerätebedienung

Volumenkontrollierte Beatmung

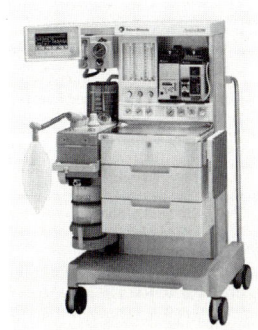

* Wahlschalter für die Beatmungsart auf das Symbol *maschinelle Beatmung* stellen
* Menü-Auswahltaste drücken

Abb. 3.5: Beatmungsgerät Aestiva/5®

* Den Einstellknopf drehen, bis *Beatmungsmodus* umrahmt wird. Zur Anzeige des Modus-Menüs den Einstellknopf drücken
* *Volumenmodus* auswählen und durch Drücken des Einstellknopfes bestätigen
* Tidalvolumen (*V_T*) mit Einstellknopf einstellen. Zur Bestätigung des Wertes den Einstellknopf drücken
* Die Einstellung der Inspirationspause kann unter dem Menüpunkt *Einst. Kalibrierung* vorgenommen werden
* *Zum Hauptmenü* wählen und dort *Zum Kurven-Display* anwählen
* Für die Einstellung der Parameter *V_T, Frequenz, I:E, P_{max}*, und *PEEP* die jeweilige Auswahltaste drücken, mit dem Einstellknopf den angezeigten Wert ändern und durch Drücken des Knopfes die neue Einstellung bestätigen
* Frischgasflow einstellen.

Druckkontrollierte Beatmung

* Wahlschalter für die Beatmungsart auf das Symbol *maschinelle Beatmung* stellen

- Menü-Auswahltaste drücken
- Den Einstellknopf drehen, bis *Beatmungsmodus* umrahmt wird. Zur Anzeige des Modus-Menüs den Einstellknopf drücken
- *Druckmodus* auswählen und durch Drücken des Einstellknopfs bestätigen
- Inspirationsdruck *(P_{insp})* mit dem Einstellknopf einstellen. Zur Bestätigung des Wertes den Einstellknopf drücken
- Für die Einstellung der Parameter P_{insp}, *Frequenz*, *I:E*, P_{max} und *PEEP* die jeweilige Auswahltaste drücken, mit dem Einstellknopf den angezeigten Wert ändern und durch Drücken des Knopfes die neue Einstellung bestätigen
- Frischgasflow einstellen.

Handbeatmung

- Wahlschalter für die Beatmungsart auf das Symbol *manuelle Beatmung* stellen
- Druckbegrenzungsventil (APL) auf den gewünschten Druck einstellen
- Frischgasflow einstellen.

3.7.6 S/5 ADU (Datex-Ohmeda)

Charakteristik:
Narkosebeatmungsgerät.

Ventilationsformen:
Volumenkontrollierte
Ventilation, Druckkontrol-
lierte Ventilation, Spontan-
atmung, Handbeatmung,
SIMV.

Gerätebedienung

Volumenkontrollierte Beatmung

- Wahlschalter für die Beatmungsart auf *Auto* stellen
- Im Ventilator-Einstellfeld
  die Taste *Ventilator* drük-
  ken. Den Einstellknopf
  drehen bis die Menüop-

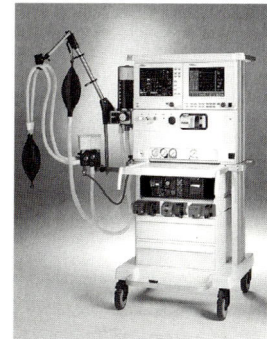

Abb. 3.6: Beatmungsgerät S/5 ADU®

  tion *Modus* umrahmt wird. Zur Einstellung des Modus den Ein-
  stellknopf drücken
- *Volume* auswählen und durch Drücken des Einstellknopfes be-
  stätigen
- Für die Einstellung der Parameter *Tidalvolumen, Resp. Freq., I : E
  Verhält.* und *PEEP* die jeweilige Auswahltaste drücken, mit dem
  Einstellknopf den angezeigten Wert ändern und durch Drücken
  des Einstellknopfes die neue Einstellung bestätigen
- Die Einstellung der Inspirationspause kann im Untermenü *Op-
  tionen* des Menüs *Ventilator* vorgenommen werden
- Frischgasflow mittels Regler einstellen.

Druckkontrollierte Beatmung

- Wahlschalter für die Beatmungsart auf *Auto* stellen
- Im Ventilator-Einstellfeld die Taste *Ventilator* drücken. Den Ein-
  stellknopf drehen bis die Menüoption *Modus* umrahmt wird.
  Zur Einstellung des Modus den Einstellknopf drücken
- *PCV* auswählen und durch Drücken des Einstellknopfes bestäti-
  gen

- Für die Einstellung der Parameter *Druck Einstellung, Resp. Frequenz, 1:E Verhältnis* und *PEEP* die jeweilige Auswahltaste drücken, mit dem Einstellknopf den angezeigten Wert ändern und durch Drücken des Einstellknopfes die neue Einstellung bestätigen
- Frischgasflow mittels Regler einstellen.

Handbeatmung
- Betriebsartenumschalter auf *Man./Spont.* stellen
- Druckbegrenzungsventil auf den gewünschten Druck einstellen
- Frischgasflow mittels Regler einstellen.

3

3.7.7 Physioflex (Dräger)

Charakteristik:
Rückkopplungsgesteuertes
geschlossenes Narkose-
beatmungsgerät.

Ventilationsformen:
Volumenkontrollierte Beatmung, Handbeatmung.

Gerätebedienung

**Volumenkontrollierte
Beatmung**

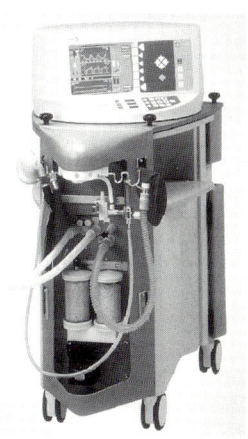

- Beatmungsumschal-
  tungsgriff hineinschieben
  (→ automatische Beat-
  mung)
- Folgende Parameter mit-
  tels Kursortasten eingeben und jeweils mit der
  Taste OK bestätigen: **Ge-
  schl.** (Geschlecht), **Alter,**

Abb. 3.7: Beatmungsgerät Physioflex®

  Gewicht, Tidal Volume,
  Freq., Minute Volume, $\dot{V}$,
  I/E, PEEP, Trägergas, O_2 (%), volatiles Anästhetikum
- Nach den Textblöcken „Physioflex stellt sich jetzt auf die Patien-
  tendaten ein" und „System startbereit. START drücken um zu
  beginnen" *START* drücken.

Handbeatmung

- Handbeatmungsgriff herausziehen
- Die unterste der vier festen Funktionstasten drücken → Hand-
  beatmungsbeutel wird mit Raumluft gefüllt.

3

3.7.8 Evita 4 (Dräger)

Charakteristik: Intensivtherapiebeatmungsgerät, Intensivtransportbeatmungsgerät

Ventilationsformen: Volumenkontrollierte Beatmung, Autoflow®, Drucklimitierte Beatmung, SIMV (volumenkontrolliert und drucklimitiert), Druckunterstützung, CPAP, Automatische Tubuskompensation, PAV („PPS"), BIPAP, APRV, MMV, Seufzerbeatmung. NO-optional.

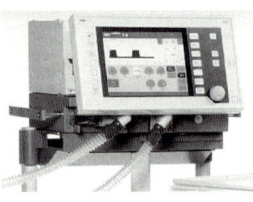

Abb. 3.8: Beatmungsgerät Evita 4®

3

Gerätebedienung

Volumenkontrollierte Beatmung

- Bildschirmtaste *IPPV* antippen
- Bildschirmeinstellknopf jeweils antippen, Wert durch Drehen des Drehknopfes einstellen und durch Drücken bestätigen für folgende Beatmungsparameter: V_T, *Flow, f, T_{insp}, O_2 und PEEP*
- Bildschirmtaste *Erweit. Einstell.* und dann Taste *Flowtrigger* antippen. Einstellknopf *Flow$_{Trig}$* antippen, Wert durch Drehen des Drehknopfes einstellen und durch Drücken bestätigen.

Autoflow

☞ „Volumenkontrollierte Beatmung". Zusätzlich Bildschirmtasten *Erweit. Einstell.* und danach *AutoFlow* und *ein* antippen und Drehknopf drücken.

SIMV

- Bildschirmtaste *SIMV* antippen
- Bildschirmeinstellknopf jeweils antippen, Wert durch Drehen des Drehknopfes einstellen und durch Drücken bestätigen für folgende Beatmungsparameter: V_T, *Flow, f, T_{insp}, O_2 , PEEP, P_{ASB}* und *Λ* (Druckanstiegszeit)

- Bildschirmtaste *Erweit. Einstell.* und dann Taste *Flowtrigger* antippen. Einstellknopf *Flow*$_{Trig}$ antippen, Wert durch Drehen des Drehknopfes einstellen und durch Drücken bestätigen.
- Ggf. P_{max} entsprechend einstellen.

Inspiratorische Druckunterstützung
- Bildschirmtaste *ASB* antippen
- Bildschirmeinstellknopf jeweils antippen, Wert durch Drehen des Drehknopfes einstellen und durch Drücken bestätigen für folgende Beatmungsparameter: O_2, *PEEP*, und P_{ASB} und <*F128M*>*L*<F255D> (Druckanstiegszeit)
- Bildschirmtaste *Erweit. Einstell.* und dann Taste *Flowtrigger* antippen. Einstellknopf *Flow*$_{Trig}$ antippen, Wert durch Drehen des Drehknopfes einstellen und durch Drücken bestätigen.

CPAP
☞ „Inspiratorische Druckunterstützung". Ggf. P_{ASB} auf den Wert „0 mbar" stellen.

BIPAP
- Bildschirmtaste *BIPAP* antippen
- Bildschirmeinstellknopf jeweils antippen, Wert durch Drehen des Drehknopfes einstellen und durch Drücken bestätigen für folgende Beatmungsparameter: P_{insp}, f, T_{insp}, O_2, *PEEP*, P_{A3B} und <*F128BI*>*L*<F255D> (Druckanstiegszeit)
- Bildschirmtaste *Erweit. Einstell.* und dann Taste *Flowtrigger* antippen. Einstellknopf *Flow*$_{Trig}$ antippen, Wert durch Drehen des Drehknopfes einstellen und durch Drücken bestätigen.

3

3.7.9   Servo Ventilator 300A (Siemens)

Charakteristik: Intensivtherapiebeatmungsgerät, Intensivtransportbeatmungsgerät.

Ventilationsformen: Volumenkontrollierte, druckkontrollierte, druckregulierte-volumenkontrollierte („PRVC"), volumenunterstützte Beatmung („VS"), SIMV (volumen- und druckkontrolliert), Druckunterstützung, CPAP, Automode, BiVent („BIPAP"). NO-optional.

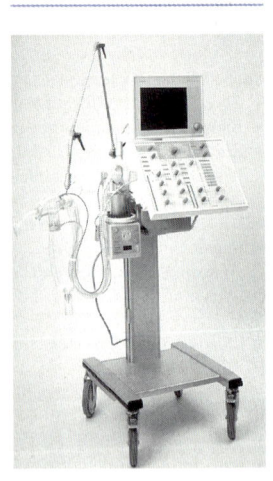

Gerätebedienung

Volumenkontrollierte Beatmung
* Beatmungsform-Wähler auf *Volumenkontr.* stellen
* Patienten-Typ wählen: *Erwachsene, Kinder oder Neugeborene*
* *Obere Druckgrenze* festlegen
* *PEEP* einstellen
* *Trig. Empfindl. Niveau unter PEEP* bestimmen
* *CMV Freq. min⁻¹* wählen

Abb. 3.9: Beatmungsgerät Servo Ventilator 300A®

* *Insp.-Dauer % festlegen*
* *Pausendauer* wählen
* *Insp. Anstiegszeit %* einstellen
* *Volumen* wählen
* *O₂-Konz. %* festlegen
* Ggf. *Automode Ein*schalten.

Druckkontrollierte Beatmung
* Beatmungsform-Wähler auf *Druckkontr.* stellen

- Patienten-Typ wählen: *Erwachsene, Kinder* oder *Neugeborene*
- *Obere Druckgrenze* festlegen
- *Druckkontrolliert Niveau über PEEP* einstellen
- *PEEP* bestimmen
- *Trigg. Empfindl. Niveau unter PEEP* wählen
- *CMV Freq. min^{-1}* einstellen
- *Insp.-Dauer %* wählen
- *Insp. Anstiegszeit %* festlegen
- *O$_2$-Konz. %* bestimmen
- Ggf. *Automode Ein*schalten.

SIMV

- Beatmungsform-Wähler auf *SIMV (Vol.-kontr.) + Druckunterst.* bzw. *SIMV (Druckkontr.) + Druckunterst.* stellen.
- Patienten-Typ wählen: *Erwachsene, Kinder* oder *Neugeborene*
- *Obere Druckgrenze* festlegen
- *Druckkontrolliert Niveau über PEEP* wählen (nur bei PC)
- *PEEP* einstellen
- *Trig. Empfindl. Niveau unter PEEP* bestimmen
- *CMV Freq. min^{-1}* wählen
- *Insp.-Dauer %* festlegen
- *Pausendauer %* bestimmen (nur bei VC)
- *Pausendauer* wählen
- *Insp. Anstiegszeit %* einstellen
- *SIMV Freq. min^{-1}*
- *Volumen* wählen (nur bei VC)
- *O$_2$-Konz. %* festlegen.

Inspiratorische Druckunterstützung

- Beatmungsform-Wähler auf *Druckunterst./CPAP* stellen.
- Patienten-Typ wählen: *Erwachsene, Kinder* oder *Neugeborene*
- *Obere Druckgrenze* festlegen
- *Druckunterstützt Niveau über PEEP* wählen
- *PEEP* einstellen
- *Trig. Empfindl. Niveau unter PEEP* bestimmen
- *CMV Freq. min^{-1}* wählen
- *Insp. Anstiegszeit %* einstellen
- *O$_2$-Konz. %* festlegen.

3

CPAP

☞ „Inspiratorische Druckunterstützung". Ggf. *Druckunterstützt Niveau über PEEP* auf den Wert „0 mbar" stellen.

Druckregulierte-volumenkontrollierte Beatmung

- Beatmungsform-Wähler auf *Druckreg./Volumenkontr.* stellen
- Patienten-Typ wählen: *Erwachsene, Kinder oder Neugeborene*
- *Obere Druckgrenze* festlegen
- *PEEP* einstellen
- *Trig. Empfindl. Niveau unter PEEP* bestimmen
- *CMV Freq. min^{-1}* wählen
- *Insp.-Dauer %* festlegen
- *Insp. Anstiegszeit %* einstellen
- *Volumen* wählen
- *O_2-Konz. %* festlegen
- Ggf. *Automode Ein*schalten.

Bi-Vent („BIPAP")

- Beatmungsform-Wähler auf *Druckunterst./CPAP* stellen
- Patienten-Typ wählen: *Erwachsene, Kinder* oder *Neugeborene*
- *Obere Druckgrenze* festlegen
- BV (Bi-Phasic Ventilation)-Modul auf *Bi-Vent Ein* schalten
- *Zeit PEEP Hoch s* festlegen
- *Zeit PEEP Tief s* wählen
- *PEEP Hoch mbar* einstellen
- *PEEP* bestimmen
- *Trigg. Empfindl. Niveau unter PEEP* wählen
- *Druckunterstützt Niveau über PEEP* festlegen
- *CMV Freq. min^{-1}* einstellen
- *Insp. Anstiegszeit %* bestimmen
- *O_2-Konz. %* festlegen.

3.7.10 Beatmungsgerät 760 (Puritan Bennett von Mallinckrodt)

Charakteristik: Intensiv-
therapiebeatmungsgerät

Ventilationsformen:
Volumenkontrollierte Beat-
mung, Druckkontrollierte
Beatmung, SIMV (volu-
men- u. druckkontrolliert),
Druckunterstützung, CPAP,
Apnoebeatmung.
NO-optional.

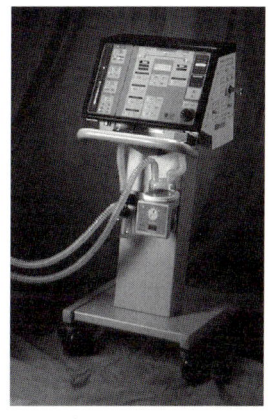

Abb. 3.10: Beatmungsgerät 760®

Gerätebedienung

Volumenkontrollierte Beatmung
- Im Bedienfeld *GERÄTE-EINSTELLUNGEN* die Taste *A/C* drücken
- Taste *VCV* drücken
- Nacheinander die Tasten, deren Anzeigeleuchten blinken, bestätigen und gewünschte Einstellung mit dem Drehknopf vornehmen: *FRE-QUENZ, HUBVOLUMEN, PEAK FLOW, PLATEAU (s)*, sowie *PEEP/CPAP, FLOW TRIGGERr L/min* und *% O₂*
- Nach Durchführung aller Einstellungen mit *EINGABE* bestätigen.

Druckkontrollierte Beatmung
- Im Bedienfeld *GERÄTE-EINSTELLUNGEN* die Taste *A/C* drücken
- Taste *PCV* drücken
- Nacheinander die Tasten, deren Anzeigeleuchten blinken, bestätigen und gewünschte Einstellung mit dem Drehknopf vornehmen: *FREQUENZ, INSP. DRUCK, T₁/I : E-VERHÄLTNIS, FLOW-ANSTIEGSFAKTOR* sowie *PEEP/CPAP, FLOW TRIGGER L/min* und *% O₂*

3

- Nach Durchführung aller Einstellungen mit *EINGABE* bestätigen.

SIMV
- Im Bedienfeld *GERÄTE-EINSTELLUNGEN* die Taste *SIMV* drücken
- Taste *VCV* oder *PCV* drücken
- Nacheinander die Tasten, deren Anzeigeleuchten jeweils blinken (s. „Volumenkontrollierte B." bzw. „Druckkontrollierte B."), bestätigen und gewünschte Einstellung mit dem Drehknopf vornehmen
- Zusätzlich *PEEP/CPAP*, *FLOW TRIGGER L/min*, % O$_2$, *FLOW-ANSTIEGSFAKTOR* und *EXP. FLOWTRIGGER* einstellen
- Nach Durchführung aller Einstellungen mit *EINGABE* bestätigen
- Ggf. noch Druckunterstützung durch Drücken der Taste *ASB* anwählen (weiter ☞ „Inspiratorische Druckunterstützung").

Inspiratorische Druckunterstützung
- Im Bedienfeld *GERÄTE-EINSTELLUNGEN* die Taste *SPONT* drücken
- Taste *ASB* drücken
- Nacheinander die Tasten, deren Anzeigeleuchten blinken, bestätigen und gewünschte Einstellung mit dem Drehknopf vornehmen: *ASB-DRUCK*, *FLOW-ANSTIEGSFAKTOR*, *EXP. FLOWTRIGGER* sowie *PEEP/CPAP*, *FLOW TRIGGER L/min* und % O$_2$
- Nach Durchführung aller Einstellungen mit *EINGABE* bestätigen.

CPAP
☞ „Inspiratorische Druckunterstützung". Ggf. *ASB-DRUCK* auf den Wert „0 cm H$_2$O" stellen.

3

3.7.11 Beatmungsgerät 840 (Puritan Bennett von Mallinckrodt)

Charakteristik: Intensiv-
therapiebeatmungsgerät

Ventilationsformen:
Volumenkontrollierte Beat-
mung, Druckkontrollierte
Beatmung, SIMV (volu-
men- u. druckkontrolliert),
Druckunterstützung,
BiLevel ("BIPAP"), APRV,
CPAP, Automatische Tubus-
kompensation, Apnoebeat-
mung. NO-optional.

Gerätebedienung
Volumenkontrollierte
Beatmung
- Schaltfläche *SETUP* auf
  dem unteren Touchscreen
  berühren
- Mittels Drehknopf *AC*,
  VC und *Flow* oder *Druck-
  trigger* anwählen
- Schaltfläche *WEITER* be-
  rühren
- Mittels Drehknopf die
  Werte für folgende Beat-
  mungsparameter einstel-
  len: f, V_T, V_{max}, P_{sens} oder
  V_{sens}, $O_2\%$, T_{PL}, *Flow-
  form*, *PEEP*, P_{circ}
- Nach Durchführung aller Einstellungen mit Taste *EINGABE*
  bestätigen.

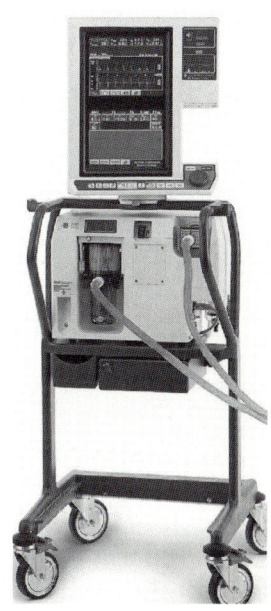

Abb. 3.11: Beatmungsgerät 840®

3

Druckkontrollierte Beatmung

- Schaltfläche *SETUP* auf dem unteren Touchscreen berühren
- Mittels Drehknopf *AC*, *PC* und *Flow* oder *Drucktrigger* anwählen
- Schaltfläche *WEITER* berühren
- Mittels Drehknopf die Werte für folgende Beatmungsparameter einstellen: f, T_I oder $I{:}E$ oder T_E, P_I, P_{sens} oder V_{sens}, $O_2\%$, *FLOWAKZELERATION*%, PEEP, P_{circ}
- Nach Durchführung aller Einstellungen mit Taste *EINGABE* bestätigen.

SIMV

- Schaltfläche *SETUP* auf dem unteren Touchscreen berühren
- Mittels Drehknopf *SIMV*, *VC* oder *PC*, *PS* oder *TC* oder *Keine Unterstützung*, *Flow* oder *Drucktrigger* anwählen
- Schaltfläche *WEITER* berühren
- Mittels Drehknopf die Werte bei *VC* für folgende Beatmungsparameter einstellen: f, V_T, V_{max}, P_{supp} oder $TC\%$, P_{sens} oder V_{sens}, $O_2\%$, *FLOWAKZELERATION*%, T_{PL}, *Flowform*, PEEP, P_{circ}, $E_{sens}\%$
- Mittels Drehknopf die Werte bei *PC* für folgende Beatmungsparameter einstellen: f, T_I oder $I{:}E$ oder T_E, P_I, P_{supp} oder $TC\%$, P_{sens} oder V_{sens}, $O_2\%$, *FLOWAKZELERATION*%, PEEP, P_{circ}, $E_{sens}\%$
- Nach Durchführung aller Einstellungen mit Taste *EINGABE* bestätigen.

Inspiratorische Druckunterstützung/Tubuskompensation

- Schaltfläche *SETUP* auf dem unteren Touchscreen berühren
- Mittels Drehknopf *PS* oder *TC* oder *Keine Unterstützung* anwählen
- Schaltfläche *WEITER* berühren
- Mittels Drehknopf die Werte für *PS* oder *TC* einstellen
- Nach Durchführung aller Einstellungen mit Taste *EINGABE* bestätigen.

CPAP

- Schaltfläche *SETUP* auf dem unteren Touchscreen berühren
- Mittels Drehknopf *SPONT*, *PS* oder *TC* oder *Keine Unterstützung*, *Flow* oder *Drucktrigger* anwählen

- Schaltfläche *WEITER* berühren
- Mittels Drehknopf die Werte für folgende Beatmungsparameter einstellen: P_{supp} oder $TC\%$, P_{sens} oder V_{sens}, $O_2\%$, *FLOWAKZE-LERATION%*, *PEEP*, P_{circ}, $E_{sens}\%$
- Nach Durchführung aller Einstellungen mit Taste *EINGABE* bestätigen.

BiLevel („BIPAP")

- Schaltfläche *SETUP* auf dem unteren Touchscreen berühren
- Mittels Drehknopf *BiLevel*, *PS* oder *TC* oder *Keine Unterstützung*, *Flow* oder *Drucktrigger* anwählen
- Schaltfläche *Weiter* berühren
- Mittels Drehknopf die Werte für folgende Beatmungsparameter einstellen: f, T_H oder T_H:T_L oder T_L, $PEEP_H$, $PEEP_L$, P_{supp} oder $TC\%$, P_{sens} oder V_{sens}, $O_2\%$, *FLOWAKZELERATION%*, P_{circ}, $E_{sens}\%$
- Nach Durchführung aller Einstellungen mit Taste *EINGABE* bestätigen.

3

3.7.12 RAPHAEL (Hamilton)

Charakteristik: Intensiv-
therapiebeatmungsgerät,
Intensivtransportbeat-
mungsgerät.

Ventilationsformen: Druckkontrollierte Beatmung, volumenkonstant druckregu-
lierte Beatmung („CMV+"),
SIMV (volumenkonstant
druckreguliert u. druckkontrolliert), CPAP, Druckunterstützung, PCV+ bzw. mit
DU: PSIMV+ („BIPAP"),
Seufzer-Beatmung, Apnoe-
Ventilation.

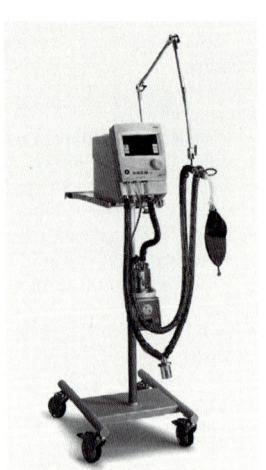

Gerätebedienung

Druckkontrollierte Beatmung
- Das Menü Modus durch
  Drücken des Knopfes *Mo-*
  dus öffnen
- Im Bildschirmfeld *Modus*

Abb. 3.12:　Beatmungsgerät RAPHAEL®

  das Feld *PCV+* mit dem
  Steuerknopf anwählen und bestätigen
- Im Bildschirmfeld *Parameter* die Punkte *Frequenz, Pkontrol,*
  PEEP/CPAP, Sauerstoff, I:E und *Flowtrigger* mit dem Steuer-
  knopf anwählen, einstellen und bestätigen
- Einstellungen durch Anwahl und Bestätigung des Feldes *OK*
  PCV+ aktivieren.

Volumenkonstante druckregulierte Beatmung
- Das Menü Modus durch Drücken des Knopfes *Modus* öffnen
- Im Bildschirmfeld *Modus* das Feld *CMV+* mit dem Steuerknopf
  anwählen und bestätigen
- Im Bildschirmfeld *Parameter* die Punkte *Frequenz, VT,*
  PEEP/CPAP, Sauerstoff, I:E und *Flowtrigger* mit dem Steuer-
  knopf anwählen, einstellen und bestätigen

- Einstellungen durch Anwahl und Bestätigung des Feldes *OK CMV+* aktivieren.

SIMV
- Das Menü Modus durch Drücken des Knopfes *Modus* öffnen
- Im Bildschirmfeld *Modus* das Feld *SIMV+* oder *PSIMV+* mit dem Steuerknopf anwählen und bestätigen
- Im Bildschirmfeld *Parameter* die Punkte *Frequenz*, *VT* bzw. *Pkontrol*, *PEEP/CPAP*, *Sauerstoff*, *TI*, *Pinsp* und *Flowtrigger* mit dem Steuerknopf anwählen, einstellen und bestätigen
- Einstellungen durch Anwahl und Bestätigung des Feldes *OK SIMV+* aktivieren.

Inspiratorische Druckunterstützung
- Das Menü Modus durch Drücken des Knopfes *Modus* öffnen
- Im Bildschirmfeld *Modus* das Feld *SPONT* mit dem Steuerknopf anwählen und bestätigen
- Im Bildschirmfeld *Parameter* die Punkte *PEEP/CPAP*, *Sauerstoff*, *Pinsp* und *Flowtrigger* mit dem Steuerknopf anwählen, einstellen und bestätigen
- Einstellungen durch Anwahl und Bestätigung des Feldes *OK SPONT* aktivieren.

CPAP
☞ „Inspiratorische Druckunterstützung". Ggf. *Pinsp* auf den Wert „0 cm H$_2$O" stellen.

PCV+ bzw. mit DU: PSIMV+ („BIPAP")
☞ „Druckkontrollierte Beatmung" bzw. „SIMV (PSIMV+)".

3

3.7.13 Galileo (Hamilton)

Charakteristik: Intensiv-
therapiebeatmungsgerät.

Ventilationsformen: Volu-
menkontrollierte Beatmung,
druckkontrollierte Beat-
mung, SIMV (volumen- und
druckkontrolliert), Druckunterstützung, CPAP, ALV
(„ASV"), APV, Seufzer-Beatmung, Apnoe-Ventilation.

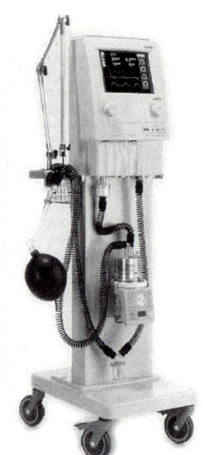

Gerätebedienung

**Volumenkontrollierte
Beatmung**

- Durch Drehen des rechten
  Steuerungsknopfes *Modus*
  anwählen und durch Drük-
  ken bestätigen
- Im Bildschirmfeld *Beatmungsmodus* das Feld
  (S)CMV anwählen und bestätigen

Abb. 3.13: Beatmungsgerät Galileo®

- Im Bildschirmfeld *Parameter* die Punkte *Frequenz, V_T, PEEP/
  CPAP, Sauerstoff, I:E, Plateau/Tip, P_{tr}/V_{tr}* und *Flow-P* mit rechtem Steuerungsknopf anwählen, einstellen und bestätigen
- Einstellungen durch Anwahl und Bestätigung des Feldes *Bestätigen* aktivieren.

Druckkontrollierte Beatmung

- Durch Drehen des rechten Steuerungsknopfs *Modus* anwählen
  und durch Drücken bestätigen
- Im Bildschirmfeld *Beatmungsmodus* das Feld *P-CMV* anwählen
  und bestätigen
- Im Bildschirmfeld Parameter die Punkte *Frequenz, $P_{Kontroll}$*, oder
  V_{Nom} (nur im APV-Modus), *PEEP/CPAP, Sauerstoff, P_{tr}/V_{tr}* und
  P_{Rampe} mit rechtem Steuerknopf anwählen, einstellen und bestätigen

- Einstellungen durch Anwahl und Bestätigung des Feldes *Bestätigen* aktivieren.

SIMV
- Durch Drehen des rechten Steuerungsknopfes *Modus* anwählen und durch Drücken bestätigen
- Im Bildschirmfeld *Beatmungsmodus* das Feld *SIMV* anwählen und bestätigen
- Im Bildschirmfeld *Parameter* die Punkte *Frequenz*, V_T (nur bei VC-SIMV. Bei PC-SIMV stattdessen $P_{kontroll}$ oder im APV-Modus V_{Nom} einstellen), *PEEP/CPAP, Sauerstoff, I:E, T_I/%T_I, P_{tr}/V_{tr}, P_{Insp}, Flow-P, P_{Rampe}* und *ETS* mit rechtem Steuerungsknopf anwählen, einstellen und bestätigen
- Einstellungen durch Anwahl und Bestätigung des Feldes *Bestätigen* aktivieren.

3

Inspiratorische Druckunterstützung
- Durch Drehen des rechten Steuerungsknopfes *Modus* anwählen und durch Drücken bestätigen
- Im Bildschirmfeld *Beatmungsmodus* das Feld *SPONT* anwählen und bestätigen
- Im Bildschirmfeld *Parameter* die Punkte P_{Insp}, *PEEP/CPAP, Sauerstoff, P_{tr}/V_{tr}, P_{Rampe}* und *ETS* mit rechtem Steuerungsknopf anwählen, einstellen und bestätigen
- Einstellungen durch Anwahl und Bestätigung des Feldes *Bestätigen* aktivieren.

CPAP
☞ „Inspiratorische Druckunterstützung". Ggf. P_{insp} auf den Wert „0 mbar" stellen.

ASV
- Durch Drehen des rechten Steuerungsknopfes *Modus* anwählen und durch Drücken bestätigen
- Im Bildschirmfeld *Beatmungsmodus* das Feld *ASV* anwählen und bestätigen
- Im Bildschirmfeld *Parameter* die Punkte *%MinVol, PEEP/CPAP, Sauerstoff, KGewicht, P_{tr}/V_{tr}, P_{Rampe}* und *ETS* mit rechtem Steuerungsknopf anwählen, einstellen und bestätigen
- Einstellungen durch Anwahl und Bestätigung des Feldes *Bestätigen* aktivieren.

3.7.14 Babylog 8000 plus (Dräger)

Charakteristik: Intensiv-
therapiebeatmungsgerät für
Neonaten, Säuglinge und
Kinder bis zu einem KG von
20 kg.

Ventilationsformen: Flow-
kontrollierte Beatmung,
SIMV (druck- und volu-
menkontrolliert), Druck-
unterstützung, CPAP, HFV
(in Kombination mit IMV
oder CPAP). NO-optional.

3

Gerätebedienung

Flowkontrollierte Beatmung

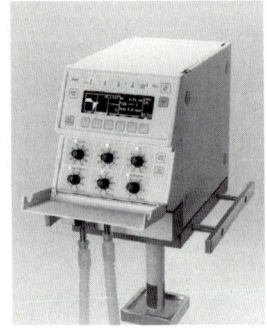

Abb. 3.14: Beatmungsgerät
Babylog 8000 plus

- Auf dem Einstellfeld Taste
  Vent. Mode drücken
- Auf dem Anzeigenfeld Ta-
  ste *IPPV/IMV* bzw. *SIPPV* (synchronized IPPV) drücken
- Vor der Konnektion des Beatmungsgerätes mit dem Pat. mit den
  Drehknöpfen *Insp. Flow V̇*, P_{Insp}, *PEEP, O₂-Vol%, TI* und *TE* das
  gewünschte Beatmungsmuster, die Frequenz und die Sauerstoff-
  konzentration patientenspezifisch einstellen
- Bei SIPPV mit den Tasten + oder – den Trigger (Triggerempfind-
  lichkeit) einstellen

SIMV
- Auf dem Einstellfeld Taste *Vent. Mode* drücken
- Auf dem Anzeigenfeld Taste *SIMV* drücken
- Mit den Tasten + oder – den Trigger (Triggerempfindlichkeit)
  einstellen
- Taste *Ein* drücken
- Vor der Konnektion des Beatmunggsgerätes mit dem Pat. mit
  den Drehknöpfen *Insp. Flow V̇*, P_{Insp}, *PEEP, O₂-Vol%, TI* und *TE*
  das gewünschte Beatmungsmuster, die Frequenz und die Sauer-
  stoffkonzentration patientenspezifisch einstellen
- SIMV volumenkontrolliert mittels Taste *Vent. Option.*

Inspiratorische Druckunterstützung

- Auf dem Einstellfeld Taste *Vent. Mode* drücken
- Auf dem Anzeigenfeld Taste *PSV* drücken
- Taste *Ein* drücken
- Vor der Konnektion des Beatmunggsgerätes mit dem Pat. mit den Drehknöpfen *Insp. Flow V̇, P_{Insp}, PEEP und O_2-Vol%* das gewünschte Beatmungsmuster und die Sauerstoffkonzentration patientenspezifisch einstellen
- Mit der Taste *TI* die maximal zulässige Inspirationszeit einstellen
- Mit der Taste *TE* die Frequenz der Hintergrundbeatmung einstellen
- Mit den Tasten + oder – das Triggervolumen (Triggerempfindlichkeit) einstellen.

CPAP

- Auf dem Einstellfeld Taste *Vent. Mode* drücken
- Auf dem Anzeigenfeld Taste *CPAP* drücken
- Taste *Ein* drücken
- Vor der Konnektion des Beatmunggsgerätes mit dem Pat. mit den Drehknöpfen *PEEP/CPAP, Insp. Flow V̇, O_2-Vol%* das gewünschte CPAP-Niveau, den Flow und die Sauerstoffkonzentration patientenspezifisch einstellen.

3

3.7.15 CF 800 (Dräger)

Charakteristik: CPAP-Therapiegerät („high flow").

Ventilationsformen: CPAP.

Gerätebedienung

CPAP

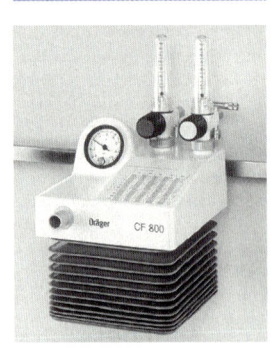

- Mit den Dosierventilen einen Gesamtflow (Sauerstoff und Luft) einstellen, der ca. dem 2–3fachen Minutenvolumen entspricht (Erwachsene ca. 30 l/Min.)
- Sauerstoffkonzentration über das Verhältnis der Flowmengen von Sauerstoff und Luft einstellen (☞ Tabelle 3.2)

3

Abb. 3.15: Beatmungsgerät CF 800®

- Den gewünschten PEEP am PEEP-Ventil einstellen.

Tab. 3.2: Mischtabelle für Sauerstoff und Luft

O₂-Vol.%	Flow [l/Min.]									
	15		20		30		40		50	
	O₂	Air	O₂	Air	O₂	Air	O₂	Air	O₂	Air
21	0	15	0	20	0	30	0	max	0	max
30	2	13	2	18	3	27				
40	4	11	5	15	7	23	10	30		
50	6	9	7	13	11	19	15	25	18	32
60	7	8	10	10	15	15	20	20	25	15
70	9	6	12	8	19	11	25	15	31	19
80	11	4	15	5	22	8	30	10		
90	13	2	17	3	26	4				
100	15	0	20	0	30	0	max	0	max	0

3.7.16 EV 801 (Dräger)

Charakteristik:
Heimbeatmungsgerät.

Ventilationsformen:
Volumenkontrollierte Beatmung, SIMV (volumenkontrolliert und drucklimitiert), druckgesteuerte und drucküberwachte Beatmung.

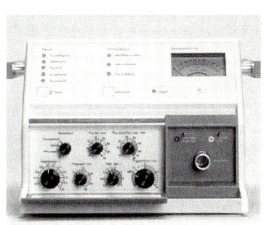

Abb. 3.16: Beatmungsgerät EV 801®

Gerätebedienung

Volumenkontrollierte Beatmung
- Betriebsartschalter auf *IPPV-Assist*. stellen
- Tidalvolumen eingeben: Knopf *Hubvolumen* gedrückt halten und drehen
- *Frequenz* eingeben
- Insp. Zeit eingeben
- *Triggerdruck* einstellen.

SIMV
- Betriebsartschalter auf *SIMV* stellen
- Tidalvolumen eingeben: Knopf *Hubvolumen* gedrückt halten und drehen
- SIMV-*Frequenz* eingeben
- Insp. Zeit eingeben
- *Triggerdruck* einstellen
- Ggf. P_{aw} *hoch*/P_{aw} *max* entsprechend einstellen.

3

3.7.17 Oxylog 2000 (Dräger)

Charakteristik:
Notfallbeatmungsgerät.

Ventilationsformen:
Volumenkontrollierte Beatmung, SIMV (volumenkontrolliert und drucklimitiert), CPAP.

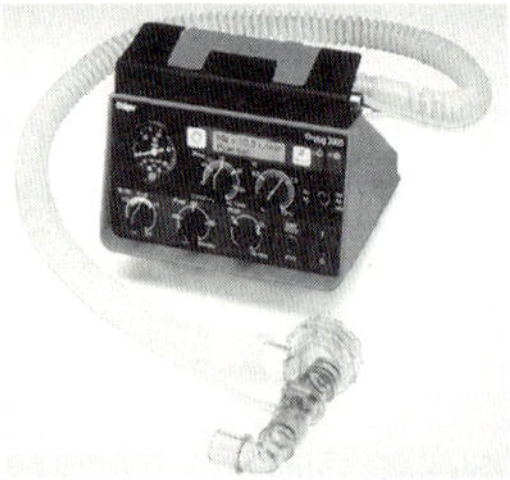

Gerätebedienung

Volumenkontrollierte Beatmung

Abb. 3.17:
Beatmungsgerät Oxylog 2000®

- Schalter für Beatmungsformen auf *IPPV* stellen
- Beatmungsfrequenz und Tidalvolumen mittels der Drehknöpfe *Freq.* und V_T einstellen
- Drehknopf T_I : T_E auf das gewünschte I : E-Verhältnis einstellen
- Druckbegrenzung mittels Drehknopf P_{max} vorgeben
- Trigger einstellen → *SIPPV* mit Taste *Info* wählen und mit Taste *Reset* bestätigen
- Mit Drehknopf *PEEP* den gewünschten PEEP-Wert einstellen
- Sauerstoffkonzentration einstellen: *Air Mix* (F_1O_2 0,61) oder *No Air Mix* (F_1O_2 1,0)
- Sauerstoffflaschenventil öffnen und Hauptschalter auf *I* stellen.

3.7.18 Medumat Standard (Weinmann)

Charakteristik:
Notfallbeatmungsgerät.

Ventilationsformen:
Volumenkontrollierte
Beatmung.

Gerätebedienung

**Volumenkontrollierte
Beatmung**

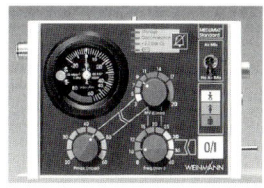

- Sauerstoffkonzentration
einstellen: *Air Mix* (F_1O_2
0,61) oder *No Air Mix*
(F_1O_2 1,0)

Abb. 3.18: Beatmungsgerät
Medumat® Standard

- Frequenz mittels Drehknopf *Freq.(min^{-1})* einstellen
- Minutenvolumen mittels Drehknopf *MV (l/min)* wählen
- Drucklimit mittels Drehknopf *p$_{max}$(mbar)* vorgeben
- Sauerstoffflaschenventil öffnen und Ein-/Ausschalter *O/I*
drücken.

3

3.8 Heimbeatmung, Intermittierende Selbstbeatmung (ISB)

Der Begriff „Heimbeatmung" hat sich mit Zunahme der außerklinischen Anwendung von atmungsunterstützenden Geräten etabliert. Die Bezeichnung ist zunächst nur eine „Ortsbestimmung". Exakter ist der Begriff „Intermittierende Selbstbeatmung (ISB)", da sie täglich und stundenweise (intermittierend) und daher vom Betroffenen selbst (Selbstbeatmung) angewandt werden muß, um eine anhaltende Funktionsverbesserung der Atmungsfähigkeit zu bewirken. Die Heimbeatmung soll bei richtiger Indikation nicht nur zu Hause stattfinden, sondern auch immer, wenn sich der ISB-Pat. z. B. in eine Pflegeeinrichtung, ein Rehabilitationszentrum oder ein Krankenhaus begibt. Nur durch „kontinuierliche" ISB ist das erneute Auftreten einer Ateminsuffizienz zu vermeiden.

Die Indikation zur ISB wird gestellt, wenn als Folge einer Überlastung der Atempumpe bei einer thorakalen Grunderkrankung (neuromuskuläre Erkrankung, Myopathie, auch medikamenteninduziert, Thoraxdeformität, Lungenerkrankung und Atemantriebsstörung) eine arterielle Hyperkapnie mit entsprechenden Beschwerden wie Kopfschmerzen, Einschlafneigung, Leistungsminderung usw. eingetreten ist. Art und Umfang der ISB sind von der Einschränkung der Atmungsfähigkeit abhängig und müssen individuell festgelegt werden.

Der größte Gewinn an Beschwerdeminderung, Lebensqualität und Lebenserwartung ist bei stabileren neuromuskulären Erkrankungen (Myopathien, spinale Muskelerkrankungen, Folgen der Poliomyelitis, Muskeldystrophie Duchenne, etc.) und Thoraxdeformitäten (Skoliose, Posttuberkulose-Syndrom, etc.) zu erwarten, allerdings erst beim Auftreten von Beschwerden und Hyperkapnie. Bei den chronisch obstruktiven Lungenerkrankungen (COPD) ist der Nutzen der ISB im Rahmen einer akuten Verschlechterung mit Hyperkapnie am besten gesichert. In diesem Fall ist sie der Tubusbeatmung hinsichtlich Komplikationen und Überlebensrate überlegen. Normokapnische COPD-Pat. profitieren nicht, hyperkapnische nur in ausgewählten Fällen. Die nicht invasive Beatmung von Patienten mit rasch progredienter amyotrophischer Lateralsklerose (ALS) ist schwierig, insbesondere, wenn bulbäre Beschwerden bestehen (Sprachstörungen, Schluckstörungen, Beeinträchtigung des

Mundschlusses). Es kommt jedoch auch hier zu einer Beschwerde-
linderung und einer Verlängerung der Lebenserwartung. Mit fort-
schreitender Grunderkrankung erlebt der Betroffene jedoch einen
zunehmenden Funktionsverlust. Patienten mit Myasthenia gravis
oder rezidivierenden schweren Asthmaanfällen profitieren ebenfalls. Bei Mukoviszidose, Lungenfibrose und COPD kann als Über-
brückung zur Lungentransplantation ebenfalls nicht invasiv beatmet werden. Eine wichtige Indikation zur ISB ist eine bevorstehen-
de Operation bei o. g. thorakalen Erkrankungen, um postoperativ
den Luftröhrenschnitt sowie die schwierige Entwöhnungsphase
vom Respirator zu vermeiden. Dabei ist die ISB allen anderen Verfahren überlegen.

Kontraindikationen gibt es nicht, denn nach Absetzen der Beatmung tritt der vorherige Zustand wieder ein. Bei sehr geringer Spontanatmungsfähigkeit muß jedoch Intubationsbereitschaft bestehen.

3

Die Beatmung sollte mittels Druck- oder Volumenvorgabe und
einer entsprechenden Beatmungsfrequenz eine weitestgehende
Entlastung der Atempumpe bzw. der Atemmuskulatur des Pat. bewirken. Dies ist erkennbar an einer Abnahme der Hyperkapnie und,
wenn möglich, einer Normalisierung des pCO_2 unter Beatmung.
Sedativa sollten vermieden werden. Erfolgskriterium ist das Verschwinden der Beschwerden und eine Abnahme bzw. besser eine
Normalisierung der Hyperkapnie (pCO_2) unter Spontanatmung.

Die Adaptation an die Beatmung erfordert Erfahrung und viel Zu-
wendung, um die richtige Beatmungseinstellung zu finden (hohes
Atemzugvolumen und niedrige Atemfrequenz) und den Patienten
anzuleiten, sich entspannt beatmen zu lassen. 2 Möglichkeiten der
Adaptation werden empfohlen:
• Das Einüben der vollständig passiven Beatmung mit hohen
  Atemzugvolumina bzw. Beatmungsdrücken, wobei alle Atemzüge vollständig vom Beatmungsgerät geleistet werden sollen
• Die Anpassung des Atemmusters an das Atemmuster des Patienten und die sukzessive Steigerung von Druck bzw. Volumen, bis
  eine passive Beatmung erreicht wird.

Das Erfolgskriterium, der Abfall des pCO_2, sollte überwacht werden. Mit einem Tiefschlafrebound und deutlich erhöhter Weck-
schwelle muß zu Beatmungsbeginn gerechnet werden, ebenso mit
einer Leckage (durch den geöffneten Mund) und einer Zunahme

der Hyperkapnie im Schlaf. Geringe Leckagen sind üblich und können durch eine höhere Geräteeinstellung ausgeglichen werden. Kommt es zu ausgeprägter Leckage im Schlaf, kann dies vorübergehend eine ständige Überwachung, eine Mundnasenmaske oder die manuelle Mundstütze notwendig machen, wenn der pCO_2 ohne solche Maßnahmen bedrohlich ansteigt. Nebenwirkungen, wie Drucknekrosen durch die Maske und Blähungen infolge Luftschluckens sind im weiteren Verlauf selten limitierend.

Die ISB kann frühzeitig im Verlauf der Atmungsinsuffizienz außerhalb der Intensivstation und unter Beachtung der Erfolgskriterien als Alternative zur invasiven Beatmung (Intubation) eingesetzt werden (z. B. bei hyperkapnischem Atempumpversagen und erhaltener Kooperativität). So lassen sich die Lebenserwartung verlängern und die Komplikationsrate und die Dauer des Krankenhausaufenthalts vermindern.

Je schwerer die Ateminsuffizienz, desto engmaschiger muß die notwendige Überwachung von Beatmungsqualität und pCO_2 erfolgen, um bei einer Verschlechterung rechtzeitig invasiv zu beatmen zu können. Ist ein Übergang auf ein invasives Verfahren (Intubation) erforderlich, gelingt nach entsprechender Befundverbesserung jedoch meistens ein frühzeitiger Rücktransfer zur nicht invasiven Beatmung, ohne daß eine Tracheotomie notwendig wird.

Medizinische Erkenntnisse und neue technische Entwicklungen von Beatmungsgeräten sowie Nasen- oder Mundnasenmasken haben in den vergangenen Jahren die Möglichkeiten der nicht invasiven Beatmung deutlich verbessert (☞ 2.12). Unterschiedlich konfektionierte und individuell angefertigte Masken stehen zur Verfügung, sowie flexible handliche Beatmungsgeräte, die für die ISB besser geeignet sind als die Intensivrespiratoren. Die Alarmphilosophie ist auf die Heimbeatmung abgestimmt (Alarmunterdrückung bei Leckage). Multiple Kombinationen sind möglich, um die Beatmung an die Bedürfnisse optimal anzupassen, wie variable Beatmungsfrequenz, Volumen- oder Druckvorgabe, Mindestvolumengarantie, variabler Inspirationsfluß und In-/Exspirationsverhältnis, zeit- oder flußgesteuertes Exspirationssignal. Die Geräte benötigen eine Stromquelle, aber keinen Druckgasanschluß, verfügen zum Teil über eine Batterie und können über einen 12 V-Anschluß im Auto oder am Rollstuhl betrieben werden.

In die Heimbeatmung sind z.T. (beatmungs-)medizinische Laien (z.B. Kostenträger, Handel, Pflegepersonen und Betroffene) mit unterschiedlichen Fachkenntnissen involviert. Dies kann zu kommunikativen Missverständnissen und in Folge auch zu schwerwiegenden Fehlversorgungen führen. Aus diesem Grund müssen der Betroffene und alle evtl. betreuenden Pflegepersonen von einem Heimbeatmungszentrum gründlich in die Durchführung der Beatmung ihres Patienten, in das Beatmungsgerät, in die möglichen Fehlfunktionen und Komplikationen, in die Überwachung und die Wartungs- und Pflegeaufgaben (Beatmungspflege) eingewiesen werden.

Wie in der Klinik, so ist auch bei der Heimbeatmung grundsätzlich zwischen einer lebenserhaltenden Dauerbeatmung (vorwiegend invasiv über die Tracheotomie als Zugangsweg) und einer die Atempumpe entlastenden therapeutischen Beatmung (vorwiegend nicht invasiv mittels Maske, seltener mittels Negativdruck) hinsichtlich des Überwachungsaufwandes und der Beatmungspflege zu unterscheiden. Art, Umfang und Qualität der beatmungstechnischen Ausstattung sowie der personellen Betreuung (Beatmungspflege) sind vom Zustand und den individuellen Bedürfnissen des jeweiligen Patienten abhängig: Die meisten Heimbeatmeten führen die ISB eigenständig ohne jegliche fremde Hilfe durch. Folgende Faktoren bestimmen das Ausmaß der Beatmungspflege:

- Grad der allgemeinen Hilfebedürftigkeit (z.B. (Klein-)Kinder, Grad der Muskelschwäche, Lähmungshöhe, Bewusstseinszustand) → personelle und technische Überwachung
- Beatmungsdauer pro 24 h sowie Spontanatmungsfähigkeit (Dauer der Spontanatmung ohne Angstzustände bzw. gesundheitliche Gefährdung) → 2. Beatmungsgerät, Batterie, Anwesenheitsbereitschaft
- Gefährdungsgrad (Beatmungs- bzw. Kreislaufstabilität, Progredienz der Grunderkrankung, Infektgefährdung) → technische und personelle Überwachungsmodalitäten, Anwesenheitsbereitschaft
- Psychische Verfassung → fachliche Betreuung
- Mobilität (Rollstuhl) → Rollstuhlanbau/batteriebetriebene Geräte
- Kommunikationsfähigkeit (z.B. Sprechfähigkeit, sonstige Mitteilungsfähigkeit) → Kommunikationshilfen, alternative Mitteilungsmöglichkeiten

- Familiäres Umfeld/häusliche Situation → Selbstversorgung, Familienpflege, Beatmungspflege.

Obwohl es sich bei der Heimbeatmung um eine intensivmedizinische Behandlung handelt, sind intensivstationäre Bedingungen weder notwendig noch wünschenswert:

- *Grundregeln der Medizin und Technik* (z. B. Hygiene, Sicherheit, fachliche Betreuung) sowie die Vorschriften des jeweiligen Geräteherstellers sind einzuhalten
- Da die hygienischen Anforderungen an das Beatmungssystem im „Heimbereich" mit denen unter Intensivstationsbedingungen nicht vergleichbar sind, ist eine *Desinfektion des Beatmungszubehörs* auch im Falle einer Infektion nicht notwendig. Eine Desinfektion des Beatmungszubehörs sollte wegen der inhalativen Belastung der Atemwege nicht durchgeführt werden
- Ein *Austausch des Beatmungszubehörs* ist erst bei einer Funktionsminderung notwendig. Die Haltbarkeit von Trachealkanüle, Beatmungsschläuchen und Filtern kann Wochen und Monate betragen
- Bei außerklinischer Beatmung erweisen sich „*künstliche Nasen*" leichter handhabbar und von gleicher Effizienz wie beheizbare Anfeuchter. Da maskenbeatmete Pat. keine Anfeuchtung benötigen, empfiehlt sich der patientennahe Einsatz von Wärmefeuchtigkeitstauschern (HME) nur bei über ein Tracheostoma beatmeten Pat.
- Die einschlägigen gesetzlichen Vorschriften des Medizinproduktegesetzes (MPG) und der Medizinprodukte-Betreiberverordnung (MPBetreibV) sind auch im außerklinischen Bereich anzuwenden (☞ 3.9). Das bedeutet im wesentlichen, daß eine *Änderung der Beatmungseinstellung, des Beatmungszubehörs und des Beatmungszugangs* nur unter der Verantwortung eines nach diesen Gesetzen eingewiesenen und fachkundigen Arztes erfolgen darf und daß Beatmungsgeräte nur von eingewiesenen und fachkundigen Anwendern mit vom Hersteller zugelassenem Zubehör benutzt werden dürfen
- Für eine *patientenorientierte Vorbereitung* und Realisierung außerklinischer ISB ist eine gute Zusammenarbeit von Patienten, Angehörigen und Mitarbeitern der beteiligten Fachkreise mit dem Heimbeatmungszentrum innerhalb und außerhalb der Klinik unabdingbar.

3

3.9　Medizinproduktegesetz

Das Medizinproduktegesetz (MPG) ist zum 1. 1. 1995 in Kraft getreten und hat die Medizingeräteverordnung (MedGV) abgelöst.
Zusätzliche Regelungen sind seit dem 29. 6. 1998 in einer Medizinproduktegesetz-Betreiberverordnung (MPBetreibV) bzw. seit dem
6. 8. 1998 im Ersten Gesetz zur Änderung des MPG (1. MPG-
ÄndG) festgelegt. Im Gegensatz zur früheren MedGV werden Zuwiderhandlungen im MPG und in der MPBetreibV mit erheblichen Straftatbeständen und Ordnungswidrigkeiten belegt, die insbesondere den Anwender betreffen.

Begriffsdefinitionen
- Betreiber: Krankenhausträger, vertreten durch den Verwaltungsdirektor
- Anwender: Person aus dem ärztlichen oder pflegerischen Bereich, die ein Medizinprodukt am Patienten einsetzt
- Nichtaktives Medizinprodukt: z. B. Beatmungsfilter
- Aktives Medizinprodukt: z. B. Narkose- und Beatmungsgeräte
- Sicherheitstechnische Kontrollen: Überprüfung der Geräte nach
  vorgegebenen Fristen und Prüfpunkten. Vorschriften des § 6
  MPBetreibV beachten!
- Meßtechnische Kontrollen: ersetzen die bisherige Eichpflicht.
  Überprüfung der Meßgeräte (Körpertemperatur und nicht invasiver RR) nach vorgegebenen Fristen und Prüfpunkten. Vorschriften des § 11 MPBetreibV beachten!

3.9.1　Wichtige Bestimmungen des MPG

§ 4 Abs. 1 MPG

Verbot, ein Medizinprodukt zu betreiben oder anzuwenden, bei
- begründetem Verdacht auf Gefährdung von Sicherheit und Gesundheit der Patienten, Anwender oder Dritter über ein nach
  Erkenntnissen der medizinischen Wissenschaften vertretbares
  Maß hinaus bei sachgemäßer Anwendung, Instandhaltung und
  zweckentsprechender Verwendung
- Ablauf des Verfalldatums.

Das vorgesehene Strafmaß beträgt bei „Anwendung bei begründetem Verdacht" eine Freiheitsstrafe bis zu 3 Jahren oder Geldstrafe bis zu 180 Tagessätzen (1 Tagessatz = $^1/_{30}$ des Netto-Monatslohns) bzw. in besonders schweren Fällen eine Mindeststrafe von 1–5 Jahren. Bei „Nichtbeachtung des Verfalldatums durch den Anwender" handelt es sich um eine Ordnungswidrigkeit, die mit einer Geldstrafe bis zu 50 000 DM geahndet werden kann.

Problematik

- Wer ist in der Lage bzw. befugt, einen „begründeten Verdacht auf Gefährdung" zu untersuchen bzw. zu begründen, daß die Gefährdung ein vertretbares Maß übersteigt?
- Wie erhält jeder potentielle Anwender die entsprechenden Informationen?
- Begründen bereits zufällige Hinweise und Bemerkungen (z. B. von Kollegen oder auf Kongressen) ein Anwendungsverbot?
- Sind vage Äußerungen im klinischen Alltag wie „mit dem Gerät gibt es immer Probleme" bereits ausreichend für ein Anwendungsverbot?

Empfehlungen

- Bis zum Inkrafttreten eindeutiger Regelungen und zur Vermeidung persönlicher strafrechtlicher Konsequenzen sollte jeder Anwender bereits bei Hinweisen auf mögliche Gefährdungen aus dem Kollegenkreis und der Fachliteratur die Anwendung des entsprechenden Medizinproduktes unterlassen
- Die Lagerbestände (z. B. von Sterilwasser) müssen insbesondere auf den Stationen in kurzfristigen Abständen kontrolliert werden
- Auch Sterilwasser mit kurzfristig abgelaufenem Verfalldatum nicht mehr verwenden.

§ 22 und 23 Abs. 1 MPG

Aktive und nichtaktive Medizinprodukte dürfen

- Satz 1: Nur ihrer Zweckbestimmung entsprechend, nach den Vorschriften des MPG und den dazu erlassenen Rechtsverordnungen, den allgemein anerkannten Regeln der Technik sowie den Arbeitsschutz- und Unfallverhütungsvorschriften (z. B. „Unfallverhütungsvorschrift über den Umgang mit Sauerstoff") betrieben und angewendet werden
- Satz 2: Nicht betrieben und angewendet werden, wenn sie Mängel aufweisen, durch die Patienten, Beschäftigte oder Dritte gefährdet werden können

- Satz 3: Nur von Personen angewendet werden, die aufgrund ihrer Ausbildung oder Kenntnisse und praktischen Erfahrungen die Gewähr für eine sachgerechte Handhabung bieten.

Kommentar

Satz 1: Diese Vorschrift beinhaltet z. B. auch, daß für Beatmungsgeräte nur die Zubehörteile verwendet werden dürfen, die in der Bedienungsanleitung aufgeführt sind bzw. für die eine Bescheinigung über die sicherheitstechnisch unbedenkliche Verwendbarkeit (SUV-Bescheinigung oder Kompatibilitätsbescheinigung) vorliegt und deren Verfalldatum noch nicht überschritten ist. Alternativ können auch das Grundgerät und das Zubehör mit einem CE-Kennzeichen nach MPG und entsprechender Zweckbestimmung versehen sein.

Satz 2: Mängel bei Beatmungsgeräten sind z. B. defekte bzw. provisorisch reparierte Netzstecker und Netzkabel, defekte Alarm- und Sicherheitseinrichtungen oder die Verwendung nicht zugelassener Zubehörteile. Bei tragbaren Notfallbeatmungsgeräten, die z. B. bei Patiententransport oder Umlagerung „abgestürzt" sind, muß man von einer latenten, vom Anwender nicht erkennbaren Gefährdung ausgehen. Auch ohne äußere oder direkt erkennbare Schäden dürfen sie erst nach einer technischen Überprüfung der Funktions- und Betriebssicherheit wieder am Patienten zur Anwendung gebracht werden. Für den klinischen Alltag bedeutet das Anwendungsverbot nach Satz 2, dessen Nichteinhaltung mit dem identischen Strafmaß des ersten Anwendungsverbots von § 4 Abs 1 MPG geahndet werden kann, daß z. B. der Check des Beatmungsgeräts auf ordnungsgemäßen Zustand und Funktionssicherheit entsprechend den Herstellerangaben in der Gebrauchsanweisung am endgültigen Aufstellungsort unabhängig von vorhergehenden Prüfungen immer korrekt *vor* Einsatz am Pat. durchgeführt werden muß. Ein Kurzcheck am endgültigen Aufstellungsort ist nicht ausreichend, auch wenn das Gerät zuvor nach Reinigung und Desinfektion in einem Vorhalteraum einer ausführlichen Prüfung unterzogen wurde. Als Prüfergebnis sind auf dem Beatmungsbogen Spitzen- und Pausendruck zu notieren.

Satz 3: Voraussetzungen für die Gewähr einer sachgerechten Handhabung eines Beatmungsgeräts sind Kenntnisse der technischen Grundlagen der Beatmungstechnik sowie insbesondere gerätespezifische Kenntnisse. So z. B. der Bedienungselemente und der dazugehörigen Funktionen, des ordnungsgemäßen Zustandes, der vorgeschriebenen Funktionsprüfung vor der Anwendung, den Anwendungsregeln sowie der Bedienung und patientengerechten Einstellung des Beatmungsgeräts. Dies bedeutet, daß der Anwender z. B. nicht nur wissen muß, mit welchem Knopf die SIMV-Funktion angewählt werden kann, sondern auch, was die SIMV-Funktion bedeutet und wie der Wechsel zwischen der Eigenatmung und der Beatmung abläuft. D. h. der Anwender sollte ständig den eigenen Wissensstand kritisch prüfen, eine qualifizierte Basisschulung (☞ § 5 MPBetreibV) und ggf. Wiederholungseinweisungen fordern. Bei „Feigenblatteinweisungen" oder „Pseudoschulungen" sollte die Unterschrift im Medizinproduktebuch verweigert werden!

3

§ 2 Abs. 3 MPBetreibV

Beatmungsgeräte und Zubehör dürfen nur kombiniert werden, wenn dies von der Zweckbestimmung her vorgesehen und die Kombination sicherheitstechnisch unbedenklich ist.

§ 4 Abs. 2 MPBetreibV

Reinigung und Desinfektion der Beatmungsgeräte sind unter Beachtung der entsprechenden Herstellerangaben vorzunehmen.

Bei Nichtbeachtung handelt es sich um eine Ordnungswidrigkeit, die mit einem Bußgeld bis zu 50000 DM geahndet werden kann.

§ 5 Abs. 2 bzw. § 15 Nr. 5 MPBetreibV

Beatmungsgeräte dürfen nur von Personen angewendet werden, die die dafür erforderliche Ausbildung oder Kenntnisse und Erfahrung besitzen. Die Einweisung der Anwender in Narkose- und Beatmungsgeräte darf nur durch den Hersteller selbst oder durch eine vom Hersteller umfassend geschulte Person („Beauftragte Person") vorgenommen werden.

Bei Nichtbeachtung handelt es sich um eine Ordnungswidrigkeit, die mit einem Bußgeld bis zu 50000 DM geahndet werden kann.

§ 6 Abs. 1 MPBetreibV

Bei Beatmungsgeräten sind sicherheitstechnische Kontrollen entsprechend den Herstellerangaben oder den allgemein anerkannten Regeln der Technik mindestens alle 2 Jahre durchzuführen.

Bei Nichtbeachtung begehen Betreiber und Anwender eine Ordnungswidrigkeit, die mit einem Bußgeld bis zu 50 000 DM geahndet werden kann.

§ 7 Abs. 1 MPBetreibV

Es ist ein Medizinproduktebuch zu führen, das im Vergleich zur MedGV erweiterte Angaben enthält. Medizingerätebücher nach MedGV können beibehalten werden.

Bei Nichtbeachtung handelt es sich um eine Ordnungswidrigkeit, die mit einem Bußgeld bis zu 50 000 DM geahndet werden kann.

§ 8 Abs. 1 MPBetreibV

Es ist ein Bestandsverzeichnis zu führen, das im Vergleich zur MedGV erweiterte Angaben enthält. Bestandsverzeichnisse nach MedGV können beibehalten werden.

Bei Nichtbeachtung handelt es sich um eine Ordnungswidrigkeit, die mit einem Bußgeld bis zu 50 000 DM geahndet werden kann.

3

1. MPG-ÄndG

Hersteller dürfen den Fachhandel oder die Kliniken seit dem 13. 6. 98 nur noch mit Medizinprodukten mit CE-Kennzeichnung nach MPG beliefern. Dem Fachhandel wird eine Abverkaufsfrist für Medizinprodukte ohne CE-Kennzeichen nach dem MPG bis zum 30. 6. 2001 eingeräumt. Beim Betreiber vorhandene Medizinprodukte (medizintechnische Geräte und Verbrauchsmaterial) ohne CE-Kennzeichen nach dem MPG dürfen weiter betrieben bzw. verbraucht werden.

3.10 Verhalten bei Zwischenfällen mit Beatmungsgeräten

Trotz Einweisungspflicht wird der Großteil der Zwischenfälle durch Anwender verursacht

- Zwischenfälle, die zu einem Personenschaden geführt haben (Vorkommnis) oder hätten führen können (Beinahe-Vorkommnis), sind nach § 3 MPBetreibV unverzüglich dem Bundesinstitut für Arzneimittel und Medizinprodukte (BfArM) in Berlin zu melden. Empfehlenswert ist die parallele Information der zuständigen örtlichen Behörde (z. B. Gewerbeaufsichtsamt). Diese veranlaßt meist eine Untersuchung und sicherheitstechnische Beurteilung des Zwischenfalls nach § 28 MPG durch einen Sachverständigen.
- Regeln für das Verhalten bei Zwischenfällen in Verbindung mit Personenschäden:
  - *Zuerst* Versorgung des betroffenen Patienten
  - Sicherstellung der Geräte und des Zubehörs, keine nachträglichen Manipulationen an Geräten und Zubehör
  - Ermittlung aller Beteiligten
  - Anfertigung einer persönlichen Aktennotiz
  - Benachrichtigung der Vorgesetzten
  - Keine Informationen an Unbekannte, Nichtberechtigte und Angehörige weitergeben
  - Keine Freigabe des Beatmungsgeräts zur weiteren Anwendung oder Untersuchung durch den Hersteller ohne behördliche Genehmigung

Die Beachtung dieser Regeln gewährleistet eine zeitnahe und situationsbezogene Untersuchung durch den Sachverständigen. Bei Nichtbeachtung resultiert eine rein theoretische Untersuchung des Zwischenfalls allein aufgrund der Aktenlage (z. T. Jahre nach dem Zwischenfall), was meist eine Verschlechterung der Ausgangsposition der beteiligten Anwender bei gerichtlichen Auseinandersetzungen zur Folge hat.

3.11   Pflege von beatmeten Patienten

Allgemeine Problematik

Jede Form der Beatmung bringt einschneidende Veränderungen im Umgang bzw. Verhältnis zwischen dem betroffenen Pat. und dem zuständigen Behandlungsteam mit sich:

- Die Atmung des Pat., eine existentielle Körperfunktion, wird teilweise, u. U. sogar vollständig von einem Beatmungsgerät übernommen („der Pat. ist der Maschine schicksalhaft ausgeliefert")
- An der Schnittstelle zwischen Pat. und Maschine steht das Behandlungsteam
- Ein beatmeter Pat. ist immer spezifischen Gefahren und Risiken ausgesetzt
- Etwaige Probleme und Gefährdungen des Pat. wie Obstruktionen im Beatmungssystem, Infektionen oder kardiopulmonale Störungen, müssen möglichst umgehend erkannt und behoben werden
- Die besondere Situation des beatmeten Pat. schafft spezielle pflegerische Probleme und erfordert entsprechendes Engagement, da dem Behandlungsteam ein vielfältiges Aufgabenspektrum abverlangt wird. So z. B. eingeschränkte Kommunikationsmöglichkeiten (☞ 3.5), Übernahme alltäglicher Verrichtungen des Pat., patientenorientierte Analgosedierung (nicht nach „Schema F", sondern „mit Fingerspitzengefühl"!) oder gezielte Unterstützung bei der Entwöhnung vom Beatmungsgerät durch begleitende Erklärungen und entsprechende Führung des Pat.
- Der Umgang mit Angehörigen und Besuchern von Beatmungspat. verlangt relativ viel Zeit und Einfühlungsvermögen.

Pflegerische Besonderheiten

- Maximale Grundpflege mit allen Prophylaxen
- Besondere Sorgfalt bei der Lagerung (häufiger Wechsel der Seitenlagerung, evtl. (z. B. ARDS) Bauchlagerung oder kinetische Therapie-Lagerung im Drehbett (Rotorest®)
- Intensive Krankenbeobachtung, insbesondere auf beatmungstypische Komplikationen achten
- Vor jeder pflegerischen Maßnahme den Pat. direkt ansprechen (auch wenn er analgosediert ist!) und ihn über beabsichtigte Pflegemaßnahmen informieren

3

- Pat. bei Besuchen nicht unbeobachtet lassen, die Reaktionen beobachten und dokumentieren
- Nosokomiale Infektionen vermeiden (permanente und konsequente Einhaltung der Hygieneregeln!)
- Sichere Ventilation gewährleisten (z. B. einseitige Tubuslage verhindern, für Durchgängigkeit von Tubus oder Trachealkanüle sorgen [Sekret → Eindickung → Obstruktion])
- Vermeiden von Haut- u. Schleimhautschäden u. -infektionen sowie von Druckulzera
- Pat. mit Endotrachealtubus: Bei wachen Pat. auf ausreichende Analgesie achten, da Manipulationen am Tubus sehr schmerzhaft u. unangenehm sein können
- Pat. mit Tracheostoma: Aspiration vermeiden
- Pat. mit NIV: Insbesondere am Anfang ist eine sehr zeitaufwendige Anpassung der Beatmung an die Bedürfnisse des Pat. erforderlich.

3

Sicherheitsmaßnahmen bei tracheotomierten Pat.

Immer in Bereitschaft halten:
- Funktionstüchtige Absauganlage mit angeschlossenem Absaugkatheter
- Spekulum zum Spreizen des Tracheostomas
- Ersatztrachealkanülen mit gleichem ID sowie eine Nr. kleiner und größer
- Intubationsausrüstung.

Notfall: Atemnot bei Pat. mit Tracheostoma

Meist Verlegung der Kanüle, des Tracheostomas oder der Trachea durch Schleim oder Borken aufgrund unzureichender Atemluftbefeuchtung; seltener durch Tumorwachstum, Schleimhautödem oder fehlplazierte Kanüle.

Sofortmaßnahmen:
- Kanüle mit dicklumigem, flexiblem Katheter absaugen
- Falls keine Besserung: Kanüle *umgehend* entfernen, Tracheostoma und Trachea absaugen
- Falls keine Besserung: ca. 20 ml NaCl 0,9 % in das Tracheostoma spritzen, absaugen bzw. abhusten lassen

- Falls keine Besserung: V.a. tumoröse/ödematöse Trachealstenose → Kortison i.v., ggf. Intubation über das Stoma, evtl. mit Kindertubus
- Gereinigte Kanüle wiedereinsetzen, O_2-Gabe
- Frisch angelegte Tracheostomata kollabieren oft bei Entfernung der Trachealkanüle → Weichteile z.B. mit Nasenspekulum, Klemme o.ä. offenhalten.

Hilfestellungen für den beatmeten Patienten

Problem → Maßnahme
- Allgemeines Gefühl der Angst, Unsicherheit und Hilflosigkeit → Pat. immer wieder gut zusprechen und aufklären, daß Intubation und Beatmung vorübergehende Maßnahmen sind. Dem Pat. eine positive Perspektive bieten (daß bei ausreichender Atmung und Besserung der Grundkrankheit die Beatmung beendet und ggf. die Extubation erfolgen kann)
- Gefühl des Lufthungers, evtl. Erstickungsängste trotz ausreichender Beatmung (BGA o.B.) → Beatmungsgerät überprüfen u. ggf. Einstellungen ändern, Pat. beruhigen, evtl. sedieren
- Gefühl der Abhängigkeit
  - von der Technik (Beatmungsgerät) → den Pat. über die Beatmungstherapie und deren physische und psychische Auswirkungen informieren
  - vom Behandlungsteam → Vertrauensbasis schaffen, Persönlichkeit des Pat. achten, ihn in die Therapie „einbinden"
- Angst
  - vor technischen Störungen → nach Möglichkeit ständige Anwesenheit in Bettnähe
  - vor Bedienungsfehlern des Personals → Vertrauen und Kompetenz ausstrahlen und demonstrieren; Probleme mit der Einstellung sofort korrigieren und erläutern
  - vor bleibendem Sprachverlust → Ursachen der momentanen Sprachunfähigkeit erläutern und darauf hinweisen, daß das Sprechen nach der Extubation wieder möglich ist
- Beunruhigung durch Alarme → Alarme patientenadäquat einstellen, d.h. unnötige Alarme vermeiden. Alarmursachen rasch beheben und erklären. Der Pat. ist nie an einer Alarmgebung schuld!
- Mangelnde Kommunikationsmöglichkeiten infolge Intubation, Tracheotomie, Maske, Sedierung etc. → ☞ 3.5

3

- Beeinträchtigung der Bewegungsfreiheit → Informationen über die Ursachen der Bewegungseinschränkung geben, Beatmungsgerät und Zubehör so positionieren, daß eine größtmögliche Bewegungsfreiheit entsteht. Beatmete Pat. können auch im Lehnstuhl mobilisiert werden!
- Schlafentzug → für ausreichende Ruhezeiten sorgen, Tag-Nacht-Rhythmus erhalten oder wiederherstellen, ggf. Pat. nachts leicht sedieren
- Reizarmut, monotones Blickfeld → großzügige Besuchsregelung zulassen, Pat. Ablenkungen bieten (z.B. Fensterblick, persönliche Dinge wie Bilder, Talismann etc., Fernsehen, Radio, Vorlesen, Lektüre anbieten), Pat. möglichst frühzeitig mobilisieren.

Umgang mit Angehörigen und Besuchern

Für Angehörige kann der Besuch auf der Intensivstation ein höchst unangenehmes Ereignis sein. Der Anblick eines beatmeten Pat. wird nicht selten als Schock empfunden. Daher ist es wichtig, auf derartige Probleme einzugehen und die Angehörigen insbesondere bei den ersten Besuchen entsprechend vorzubereiten und zu begleiten:

- Ggf. Anzahl der Besucher, Zeitpunkt und Dauer der Besuche festlegen
- Angehörige erst nach allgemeinen Informationen (Zustand des Pat., Sinn und Perspektive der Beatmungstherapie) und Hinweis auf den zu erwartenden Anblick des Pat. ins Zimmer führen und in der ersten Zeit nicht alleine lassen
- Über die Kommunikationsmöglichkeiten mit beatmeten Pat. informieren und ggf. entsprechende Materialien zur Verfügung stellen
- Nach dem Besuch ggf. ein Gespräch zur „Nachbereitung" führen
- Angehörige und Besucher stellen für den Pat. die entscheidende Verbindung zur Außenwelt her:
  - Nach Möglichkeit daher insbesondere in der Entwöhnungsphase in die Beatmungstherapie miteinbeziehen
  - Fotos mit positivem Erinnerungswert (z.B. Angehörige, Urlaubsszenen) oder selbstgemalte Bilder oder Texte („Papa, wir warten auf Dich!") der Kinder oder Enkel mitbringen lassen.

Adjuvante Maßnahmen der Beatmung

U. v. Hintzenstern
H. Mang
M. Saefkow

4.1 Versorgung des beatmeten Patienten

Internet-Tip:
http://www.aarc.org/professional_resources/cpgs/cpg_index.html

AARC-Clinical Practice Guidelines
- Suctioning of the Patient in the Home
- Single-Breath Carbon Monoxide Diffusing Capacity, 1999 Update
- Removal of the Endotracheal Tube
- Selection of Device, Administration of Bronchodilator, and Evaluation of Response to Therapy in Mechanically Ventilated Patients
- Spirometry, 1996 Update
- Selection of an Oxygen Delivery Device for Neonatal and Pediatric Patients
- Selection of a Device for Delivery of Aerosol to the Lung Parenchyma
- Training the Health-Care Professional for the Role of Patient and Caregiver Education
- Providing Patient and Caregiver Training
- Oxygen Therapy in Acute Care Hospital
- Nasotracheal Suctioning
- Patient-Ventilator System Checks
- Directed Cough
- In-Vitro pH and Blood Gas Analysis and Hemoximetry
- Use of Positive Airway Pressure Adjuncts to Bronchial Hygiene Therapy
- Sampling for Arterial Blood Gas Analysis
- Endotracheal Suctioning of Mechanically Ventilated Patients with Artificial Airways
- Incentive Spirometry
- Postural Drainage Therapy
- Bronchial Provocation
- Selection of Aerosol Delivery Device
- Pulse Oximetry
- Oxygen Therapy in the Home or Extended Care Facility
- Exercise Testing for Evaluation of Hypoxemia and/or Desaturation

4

- Transport of the Mechanically Ventilated Patient
- Humidification during Mechanical Ventilation
- Resuscitation in Acute Care Hospitals
- Bland Aerosol Administration
- Fiberoptic Bronchoscopy Assisting
- Intermittent Positive Pressure Breathing
- Application of CPAP to Neonates Via Nasal Prongs or Nasopharyngeal Tube
- Delivery of Aerosols to the Upper Airway
- Neonatal Time-Triggered, Pressure-Limited, Timed-Cycle Mechanical Ventilation
- Static Lung Volumes
- Surfactant Replacement Therapy
- Ventilator Circuit Changes
- Metabolic Measurement using Indirect Calorimetry during Mechanical Ventilation
- Transcutaneous Blood Gas Monitoring for Neonatal and Pediatric Patients
- Body Plethysmography
- Capillary Blood Gas Sampling for Neonatal and Pediatric Patients
- Defibrillation during Resuscitation
- Infant/Toddler Pulmonary Function Tests
- Management of Airway Emergencies
- Assessing Response to Bronchodilator Therapy at Point of Care
- Discharge Planning for the Respiratory Care Patient
- Long Term Invasive Mechanical Ventilation in the Home
- Capnography/Capnometry during Mechanical Ventilation
- Selection of an Aerosol Delivery Device for Neonatal and Pediatric Patients
- Polysomnography

4.1.1　Intubation und Tracheotomie

Orale Intubation

Indikation

- Zugangsweg der Wahl bei notfallmäßiger Intubation
- Erwartete Intubationsdauer von wenigen Tagen.

Vorteile
- Einfacher und schneller Vorgang
- Vermeidung nasaler Traumen und Infektionen
- Im Vergleich zur nasalen Intubation kürzere und großlumigere Tuben verwendbar.

Nachteile
- Wird vom spontanatmenden Pat. schlechter toleriert als ein nasaler Tubus
- Mundpflege schlechter durchführbar
- Unzuverlässiger fixierbar als ein nasaler Tubus
- Larynxschäden möglich.

Nasale Intubation

Indikation
Wahrscheinliche Intubationsdauer von mehr als ca. 5 Tagen.

Vorteile
- Wird vom spontanatmenden Pat. besser toleriert als ein oraler Tubus
- Mundpflege problemlos durchführbar
- Zuverlässige Fixierbarkeit.

Nachteile
- Im Vergleich zur oralen Intubation längere und kleinlumigere Tuben erforderlich
- Larynxschäden möglich
- Risiko nasaler Infektionen und Traumen.

Kontrolle der Tubuslage

Die korrekte Lage des Tubus (Tubusspitze im mittleren Drittel der 12–15 cm langen Trachea) muß direkt nach der Intubation sowie nach jeder Umlagerung überprüft werden.
- Direkte Laryngoskopie *unmittelbar nach* Intubation:
  - Ist der Tubus zwischen den Stimmbändern sichtbar, ist eine ösophageale Fehllage ausgeschlossen
  - Einfach durchzuführende Methode, nach Tubusfixierung allerdings aufwendig

- Auskultation bei kräftigen Beatmungshüben (vorzugsweise mit dem Beatmungsbeutel):
  - Möglichst bereits beim 1. Beatmungshub Epigastrium auskultieren. Falls „Blubbern" → ösophageale Fehllage
  - Falls kein „Blubbern", beide Lungen möglichst hoch in der mittleren Axillarlinie auskultieren. Falls seitendifferent, Tubustiefe überprüfen (cm-Markierung), evtl. zurückziehen. Wenn bei 20 cm (Erwachsene) weiterhin seitendifferent, Differentialdiagnosen erwägen (z. B. Pneu)
  - *Cave:* Fehlerbehaftetes Verfahren, besonders in lauter Umgebung, nach vorheriger Mageninsufflation durch Maskenbeatmung, bei Adipositas oder Emphysem. Nur zusammen mit anderen Verfahren anwenden!
- Inspektion:
  - Bei korrekter Intubation und Beatmung hebt und senkt sich der obere Thorax (infraklavikuläres Dreieck) seitengleich
  - *Cave:* Fehlerbehaftetes Verfahren, nur zusammen mit anderen Verfahren anwenden!
- Ösophagus-Detektor (60–100 ml-Blasenspritze, z. B. Ambu Tube Check®), über eine Tubusverlängerung luftdicht mit dem Tubus verbunden):
  - Freie Aspiration von Luft (30–40 ml bei Erwachsenen, 5–10 ml bei Kindern) schließt eine ösophageale Fehllage aus
  - Die Stempelreibung läßt sich durch Besprühen mit Silikon auf ein Minimum reduzieren
  - Anwendung bei Kindern < 2 Jahren derzeit nicht empfohlen
  - Bei ösophagealer Fehllage und forciertem Sog ggf. Luftaspiration möglich (Totraum von Tubus und Tubusverlängerung), Stempel wird jedoch beim Loslassen zurückgezogen
  - Falsch ösophageale Resultate (schwierige oder unmögliche Aspiration trotz trachealer Tubuslage) in seltenen Fällen möglich, z. B. bei Abknickung oder Verlegung des Tubus durch Sekret, Tumor mit Trachealkompression, Cuffhernie, schwerer Bronchospastik, extremer Adipositas
- Kapnometrie (möglichst vor der 1. Beatmung anschließen):
  - Ein Wert > 0,5 % CO_2 für mehr als 6 Beatmungen beweist tracheale Tubuslage, < 0,5 % CO_2 bei Pat. mit Eigenpuls beweist ösophageale Tubusfehllage
  - Ein Wert < 0,5 % CO_2 während Reanimation bedeutet ösophageale Fehlintubation *oder* unzureichende Herzdruckmassage

4

- Wasserdampfkondensation (atemsynchroner Feuchtigkeitsniederschlag im Tubus):
  - Falls fehlend: ösophageale Tubusfehllage
  - Vorhandene Kondensation beweist *nicht* die tracheale Tubuslage
- Pulsoxymetrie:
  - Verschlechtert sich die Sättigung nach Intubation oder während Beatmung, immer an eine Tubusfehllage denken (zu tief oder ösophageal)
  - Die Sättigung reagiert verzögert (frühestens nach einer Kreislaufzeit) und ein Abfall der Sättigung nach Intubation kann auch andere Ursachen haben (z. B. schlechte periphere Durchblutung, Meßsonde disloziert, Entwicklung eines Spannungspneus)
- Bronchoskopie:
  - Sicht auf die Karina → korrekte Tubuslage
  - Nur Hauptbronchus zu sehen → tracheale, aber einseitige Tubuslage.

Schwierige Intubation

4

Internet-Tip:
http://www.asahq.org/Practice/DiffAirway/difficult.html
American Society of Anesthesiologists: „Practice Guidelines for Management of the Difficult Airway"

Bei Intubationsschwierigkeiten:
- *Umgehend* erfahrenen Kollegen herbeirufen
- Nach max. 30 Sek. Maskenzwischenbeatmung statt langwieriger frustraner Intubationsmanöver (Hypoxiegefahr)!

Bei Intubationsschwierigkeiten zuerst Intubationstechnik überprüfen:
- Kopf erhöht gelagert? Kopf gebeugt oder zu stark überstreckt?
- Mund maximal geöffnet?
- Richtige Spatelgröße?
- Zunge von rechts aufgeladen?

Techniken bei schwieriger Intubation

- Wenn Glottis nicht oder nur teilweise einsehbar, von Helfer durch Krikoiddruck Kehlkopf nach dorsal, oben rechts oder links verlagern lassen
- Lagerung ändern:
  - Kopf schrittweise nach ventral beugen oder nach dorsal extendieren
  - Abstand zwischen Hinterkopf und Unterlage vergrößern oder verkleinern (ggf. zusätzliche Unterpolsterung der Schultern: „hängende Lagerung")
  - Mandrain mit Silikon einsprühen, in Tubus einführen und mit gewünschter Krümmung versehen
  - Ggf. Einführungsmandrain (möglichst Gummimandrain mit flexibler Spitze, z. B. „Oxford Director") ca. 1–2 cm über die Tubusspitze hinausschauen lassen, Kehldeckel unterfahren und nach ventral anheben bzw. „blind" oder unter Sicht als Guide vorsichtig zwischen den Stimmbändern einige cm in die Trachea einführen, festhalten und den Tubus darüber in die Trachea schieben
  - Ggf. kleineren Tubus verwenden.

> Bei Problemen nicht versuchen, die Intubation um jeden Preis zu erzwingen, sondern *rechtzeitig* alternative Möglichkeiten zur Sicherstellung der Atemwege erwägen und durchführen (z. B. bronchoskopische Intubation, Beatmung mittels Maske, Kombitubus, Larynxmaske, ggf. Koniotomie).

Tracheotomie

Indikation
„Langzeitbeatmung".

Vorteile
- Trachealkanülen kürzer und großlumiger als Tuben
- Mundpflege problemlos durchführbar
- Vermeidung nasaler Traumen und Infektionen
- Keine Larynxschäden möglich
- Gute Fixierbarkeit.

4

Nachteile
- Operativer Eingriff erforderlich
- Blutungs- und Infektionsgefahr
- Vernarbungen und subglottische Stenose möglich.

> Es gibt keine gesicherten Aussagen hinsichtlich des optimalen Zeitpunkts für eine (sekundäre) Tracheotomie oder der Überlegenheit eines Tracheotomieverfahrens (Standardtracheotomie vs. perkutane Tracheotomie).

4.1.2 Analgosedierung

- Menschliche Zuwendung ist die einfachste und nebenwirkungsärmste Form der Analgesie!
- Jede Analgosedierung muß immer patientenorientiert und nicht nach einem starren Schema durchgeführt werden
- Nach Möglichkeit kurzwirksame und gut steuerbare Substanzen bevorzugen
- Die Pat. sollten nur so weit sediert werden, daß sie entweder wach, kooperativ, schmerz- und angstfrei oder schlafend, aber leicht erweckbar sind. Ausnahmen: Patienten mit erhöhtem Hirndruck, schwerem ARDS oder manifester Sepsis
- Bei Durchgangssyndromen oder Verwirrtheitszuständen nicht primär die Sedierung verstärken, sondern nach möglichen Ursachen (z. B. Hypoxie, Entzug, zerebrale Durchblutungsstörungen, zentral anticholinerges Syndrom) forschen und diese ggf. kausal behandeln.

4.1.3 Muskelrelaxation

- Jede mandatorische Beatmung führt zur Atrophie der Atemmuskulatur. Daher sobald als möglich auf Spontanatmungsverfahren übergehen
- Da die Anwendung von Muskelrelaxantien eine mandatorische Beatmung erfordert, sollte sie in der Intensivmedizin ausgewählten Problemfällen vorbehalten werden:
  – Massive Oxygenierungsprobleme
  – Pat. mit stark erhöhtem Hirndruck

- – Extrem unruhige Pat. trotz hochdosierter Analgosedierung
- – Schwere Verlaufsform des Tetanus.
- • Relaxierte Pat. immer ausreichend tief sedieren!

4.1.4 Streßblutungsprophylaxe

- • Prinzipiell weisen beatmete Pat. ein erhöhtes Risiko für klinisch relevante Streßblutungen auf
- • Die Häufigkeit streßinduzierter Blutungen ist aufgrund verbesserter notfallmedizinischer Maßnahmen (suffiziente Schocktherapie) und intensivmedizinischer Behandlungsstrategien (adäquate Oxygenierung und Analgosedierung) in den letzten Jahren erheblich zurückgegangen
- • Die Notwendigkeit einer generellen Streßulkusprophylaxe bei beatmeten Pat. ist umstritten
- • Bedacht werden müssen auch die möglichen Nebenwirkungen der medikamentösen Prophylaxe (nosokomiale Pneumonierate ↑).

4.1.5 Ernährung

Jeder beatmete Pat. benötigt eine ausgewogene, an den Postaggressionsstoffwechsel adaptierte Ernährung. Die parenterale Substratzufuhr sollte sobald als möglich durch den wesentlich physiologischeren enteralen Zugangsweg ergänzt bzw. abgelöst werden.

4.1.6 Dosieraerosol-Applikaton

Um beatmeten Pat. eine Medikament in aerosolhaltiger Form zukommen lassen, benötigt man einen entsprechenden Dosieraerosol-Applikator, der zwischen Y-Stück und Trachealtubus eingebaut werden kann (☞ Abb. 4.1). Das Dosieraerosol ("Spray") wird jeweils synchron zur Inspiration des Patienten aktiviert, d. h. gedrückt. Es sind wegen des hohen Niederschlags im Tubus (90–95 % der Gesamtdosis) etwa 10–20 Hübe erforderlich, um eine therapeutische Dosis zu erreichen.

4

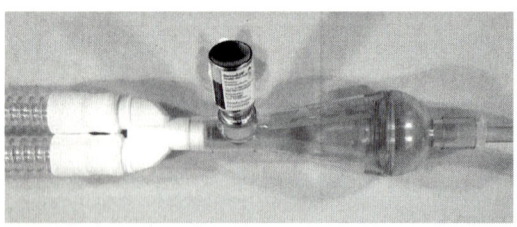

Abb. 4.1: Dosieraerosol-Applikator

4.1.7 Thoraxdrainage

- *Indikation:* Respiratorische oder kardiozirkulatorische Verschlechterung bei V.a. Hämato-Pneumothorax, Spannungspneumothorax oder massiven Pleuraerguß, ggf. prophylaktisch bei beatmeten Pat. mit Thoraxtrauma (insbesondere bei RTH-Transport).
- Bei V.a. Spannungspneumothorax mit progredientem Schock (einsetzende Bradykardie) ist die Punktion mit einer großlumigen Venenverweilkanüle die schnellste Entlastungsmöglichkeit.
- *Cave:* Interkostalgefäße u. -nerven verlaufen am Rippenunterrand → Punktion immer am Rippenoberrand!

Monaldi-Drainage
- *Indikation:* Entlastung eines reinen Pneumothorax.
- *Punktionsort:* 2. oder 3. ICR in der Medioklavikularlinie.

Bülau-Drainage
- *Indikation:* Entlastung eines Hämato-Pneumothorax (d.h. v.a. beim Thoraxtrauma) oder eines massiven Pleuraergusses.
- *Punktionsort:* 4. oder 5. ICR in der vorderen oder mittleren Axillarlinie.

Hinweise auf korrekte Lage der Drainage:
- Pneumothorax: Entweichen von Luft, atemsynchrones Beschlagen der Schlauchinnenwand

- Hämatothorax: Austritt von Blut
- Pleuraerguß: Austritt von Pleuraflüssigkeit.

> Der Arzt sollte die Methode anwenden, die er am besten beherrscht. Am schnellsten und einfachsten gelingt z.B. die Drainage eines Pneumothorax mit dem Pleuro-Cath®-System. Am sichersten ist die Methode mit stumpfer digitaler Präparation und Austastung. Trokare sollten, wenn überhaupt, nur bei entsprechender Erfahrung und bei der Anlage von Drainagen in Monaldi-Position verwendet werden.

4.1.8 Transport des beatmeten Patienten

- *Intra*hospitaltransfer: Transport eines Intensivpat. zur Diagnostik (CT, MRT), zum OP etc. innerhalb einer Klinik
- *Inter*hospitaltransfer: Sekundärtransport zwischen Kliniken unterschiedlicher Versorgungsniveaus, z.B. zur Anwendung spezieller Therapieverfahren wie ECLA oder HBO oder zur Rückverlegung noch intensivpflichtiger Pat. nach Abschluß spezieller Therapiemaßnahmen zur Entlastung hochspezialisierter Intensiveinheiten.

Mögliche Probleme beim Transport:
- Akzidentelle Extubation, Stromausfall (Infusionspumpen, Monitore, Beatmungsgerät), versehentliches Herausreißen von Gefäßzugängen etc.
- Streß für den Pat. (u.U. Schmerzen, Lärm, Kälte, Erschütterung, Ungewißheit des Pat. hinsichtlich des Procedere).

Transportmaxime:
- Einhaltung einer strikten präventiven Routine anhand entsprechender Algorithmen zur sicheren Vermeidung möglicher Pannen (s.o.)
- Aufrechterhaltung des intensivmedizinischen Niveaus von Monitoring und Therapie während jeder Phase des gesamten Transports. Dies gilt insbesondere für die Beatmung („Intensivmedizin ist ein Kontinuum").
- *Cave:* Während des Transports keinerlei Kompromisse hinsichtlich der Sicherheit des Pat. eingehen!

4

Voraussetzungen:
- Vgl. DGAI/BDA-Empfehlung zum Transport von intensivüberwachungs- und intensivtherapiebedürftigen Pat. bzw. DIVI-Empfehlung zum Hubschraubertransport von Intensivpat.!
- Existenz entsprechend hochwertiger Monitoring- und Beatmungsgeräte (mindestens Niveau der Intensivstation)
- Leichte und einfach bedienbare Transportausrüstung
- Eingespieltes Transportteam mit gründlicher intensivmedizinischer Ausbildung und genauen Kenntnissen der verfügbaren Transportausrüstung, der möglicherweise auftretenden Probleme sowie Beherrschung der entsprechenden Therapieroutinen.

Praktische Durchführung:
- Vorinformation: frühestmögliches „Arzt-Arzt-Gespräch" → Aufschluß über Zustand des Pat., Verlegungsindikation, Dringlichkeit, apparativen Aufwand, Ausschluß von Kontraindikationen (z. B. kein erkennbarer Nutzen für den Pat., Transportrisiko steht in keinem Verhältnis zum erwarteten Nutzen, Pat. oder Angehörige mit der Verlegung nicht einverstanden, mögliche Stabilisierung des Pat. nicht erfolgt, fehlende Übernahmeerklärung der angegebenen Zielklinik)
- Vereinbarung über Abholzeitpunkt, transportvorbereitende Maßnahmen (z. B. Analgosedierung).
  Cave: Die Festlegung der Transportmodalitäten ist eine *ärztliche* Entscheidung und erfolgt vor Einsatzbeginn!
- Patientenübernahme:
  - Oberste Maxime: genauestmögliche Evaluation des Pat. → optimale Risikoabschätzung und Versorgungsmöglichkeit
  - Abchecken der Ausrüstung (O_2-Vorrat u. Akkuladung für welchen Zeitraum ausreichend? Notfallkoffer). *Cave:* „worst case", z. B. längeres Warten auf Aufzug, einkalkulieren!
  - Übernahmevisite am Intensivbett: Vitalparameter, aktuelle Laborwerte (u. a. BGA), Röntgenbilder (Pneu, v. a. nach Thoraxtrauma oder ZVK-Anlage?), Fixierung von Tubus und Gefäßzugängen, Analgosedierung („kämpft" Pat. gegen Beatmung?), Thoraxdrainage (Heimlich-Ventil?). Ggf. Pat. ohne Zeitdruck stabilisieren
  - Erweitertes Monitoring (z. B. invasiver RR) erforderlich?
  - Ausreichende Analgosedierung beatmeter Pat., ausführliche Information und Aufklärung wacher Pat. *vor* Transportbeginn

4

- – Pat. an mobilen Intensivrespirator konnektieren (Beibehaltung des differenzierten Beatmungsmusters). Nach 5–10 Min. Adaptation → BGA
- – Anschluß der restlichen Transportausrüstung (Monitoring und Infusionspumpen) und Umlagern des Pat. auf Transportliege. Nach 5–10 Min. Adaptation → BGA
- – Transportbeginn erst im „steady state"
- Transport:
  - – Zügige Durchführung
  - – Ständiger Sichtkontakt zu Pat. und Monitoring
  - – Bei Hubschraubertransport Lärmschutz
  - – Exakte Dokumentation
- Patientenübergabe:
  - – Direkt an den übernehmenden Arzt
  - – Ausführliche mündliche und schriftliche Übergabe.

4

4.2 Verfahren zur Verbesserung der Oxygenierung

4.2.1 Atemtherapie

Bei jedem *beatmeten* Pat. sollten möglichst frühzeitig und regelmäßig atemtherapeutische Maßnahmen zum Einsatz kommen, um die Gefahr einer pulmonalen Komplikation zu verringern.

Abgestimmt auf den Zustand des Pat. stehen folgende Maßnahmen als Einzelanwendung oder Kombinationsbehandlung zur Verfügung:
• Frühmobilisation
• Physiotherapie
• Medikamenteninhalation
• Fiberbronchoskopische Sekretabsaugung
• IPPB
• CPAP.

4.2.2 Kinetische Therapie

4

Methoden
• Bauchlage bzw. 135°-überdrehte Seitenlage
• Kontinuierlicher axialer Lagerungswechsel mittels speziellem motorgetriebenen Bettsystem („Drehbett").

Wirkmechanismus
• Bauchlage: dorsale, durch hydrostatischen Druck verschlossene Lungenareale werden hochgelagert → „ventrale" Position → Wiedereröffnung dorsobasaler Atelektasen → Vergrößerung der Gasaustauschfläche → Verbesserung der arteriellen Oxygenierung
• Drehbett: Mobilisierung von Lungensekret, Reduktion extravasaler Lungenflüssigkeit („Permeabilitätsödem"), evtl. mäßige Shuntminderung.

Indikationen
Schwere respiratorische Insuffizienz: Oxygenierungsindex (p_aO_2/F_aO_2) < 250 mm Hg (Beispiel: p_aO_2 50 mm Hg bei F_1O_2 0,6 → p_aO_2/F_1O_2 = 83 mm Hg). Einsatz bereits bei kürzerer Beatmungsanamnese und beginnendem Lungenversagen sinnvoll.

- Bauchlage:
  - Atelektasen
  - progressives ARDS
- Drehbett:
  - Tracheobronchiale Sekretproduktion ↑
  - COPD
  - neurologisch/neurochirurgische Pat.
  - Prophylaxe des akuten Lungenversagens.

Kontraindikationen der Bauchlage
- Absolut: instabile Wirbelsäule, SHT (insbesondere Blutungen im Frontalbereich), akutes Schocksyndrom sowie bradykarde Rhythmusstörungen
- Relativ: instabile Thoraxverletzungen.

Praktische Aspekte
- Bauchlagerung:
  - Lagerung auf Spezialmatratze
  - Lagerung durch 3–4 Helfer nach entsprechender Vorbereitung (sichere Fixierung von Tubus und Kathetern, Verlängerung z. B. von Infusionsleitungen)
  - Bei der Umlagerung besonders auf Tubus und Katheter sowie die Drehung des Kopfes achten
  - Druckfreie Lagerung von Augen, Kinn, Nase, Knie und Füßen wegen Nekrosengefahr
  Dekompression des Abdomens durch untergelegte Kissen im Thorax- und Beckenbereich
  - Lagerungswechsel nach spätestens 8–12 h (Gefahr von Ödemen und Lagerungsschäden, außerdem verschwindet der positive Effekt nach einiger Zeit wieder
- Drehbett:
  - Tubus und Katheter sicher fixieren, Infusions- und Monitoringleitungen sowie Beatmungsschläuche entsprechend verlängern
  - auf symmetrische Lagerung und genaue Fixierung (insbesondere von Kopf und Beckenkämmen) des Pat. achten
  - max. möglichen Rotationswinkel von 62° bei hämodynamisch instabilen Pat. ggf. verringern
  - längerer Stillstand des Drehbetts → Gefahr von Druckulzera → permanente Rotation anstreben.

4

4.2.3   Permissive Hyperkapnie (PHC)

Methode
Permissive oder kontrollierte Hyperkapnie: Akzeptanz eines erhöhten p_aCO_2 bei Beatmung eines Pat. mit ARDS.

Wirkmechanismus
Bei „steifen" Lungen führt eine druckkontrollierte Beatmung (p_{max}
30–35 mbar) bei gleichzeitiger PEEP-Anwendung zur Applikation
relativ geringer Tidalvolumina → Hyperkapnie. Anstieg des p_aCO_2
von 40 auf 80 mm Hg → 50%ige Reduktion des Atemminutenvolumens möglich → Schutz vor Barotrauma.

Indikation
Schwere Verlaufsformen des ARDS mit stark erniedrigter Compliance.

Kontraindikation
- Hirnödem und erhöhte intrakranielle Drücke
- Schwere Herzinsuffizienz
- Zerebrales Krampfleiden.

Praktische Aspekte
- Metabolische Kompensation des pH-Abfalls innerhalb weniger
  Stunden bis Tage bei normaler Nierenfunktion durch Bikarbo-
  natretention
- Hypoventilation → p_aO_2-Abfall → Korrektur durch geringe Er-
  höhung der F_IO_2 möglich
- Senkung der CO_2-Produktion durch kühlende Maßnahmen,
  Ernährungsregime mit hohem Fett- und niedrigem Kohlenhy-
  dratanteil, Analgosedierung → Minderung des p_aCO_2-Anstiegs.

4.2.4   Hyperbare Oxygenation (HBO)

Methode
Atmung von Sauerstoff bei einem erhöhten Partialdruck (größer als Luftdruck auf Meereshöhe) in einer Überdruckkammer.

Wirkmechanismus
Zunahme des physikalisch gelösten Sauerstoffanteils im Blut sowie Vergrößerung der Sauerstoffkonzentrationsdifferenz zwischen Blut und Gewebe → Verbesserung der Gewebsoxygenierung in mangeldurchbluteten Arealen oder bei Steigerung des Diffusionswiderstands.

Indikationen
- Luft-/Gasembolie
- Dekompressionsunfall
- CO-Intoxikation
- Gasbrand
- Osteo- und Weichteil-Radionekrose.

Kontraindikationen
Z. B. Schwangerschaft, Glaukom, Asthma mit Orthopnoe, grenzwertig kompensierte Herzinsuffizienz, schwere Rhythmusstörungen. Bei vitaler Indikation Risikoabschätzung!

Praktische Aspekte
- Risiken: Barotraumen, Krampfanfälle mit Bewußtseinsverlust, Dyspnoe, retrosternale Schmerzen, „Tiefenrausch", Luftembolie
- Technische Probleme:
  - Beatmungsgeräte: Modifikationen bei Einsatz unter Überdruck erforderlich (Gerät muß für Einsatz bei HBO geeignet sein)
  - Endotrachealtuben: Cuffdruck ständig kontrollieren (Dekompressionsphase!)
  - Infusionen: Beeinflussung der Tropfgeschwindigkeit und Gefahr der Luftverschleppung in den Infusionsschlauch in der Dekompressionsphase → Glas- oder Hartplastikflaschen durch eine großlumige Kanüle zusätzlich entlüften oder Infusionen in weichen Plastikbeuteln verwenden
- Implosionsgefahr geschlossener Drainagesysteme → durch offene Ablaufdrainagen ersetzen.

4

4

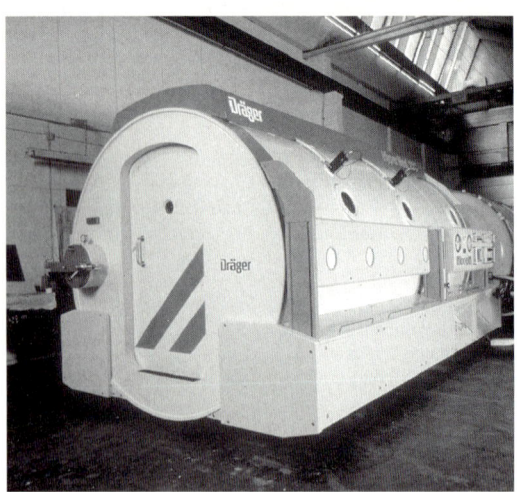

Abb. 4.2: Druckkammer

4.2.5 Lungenersatzverfahren

Synonyme
Künstliche Lungenunterstützung, ALA (artificial lung assist), ELA (extracorporeal lung assist) extrakorporaler Gasaustausch, extrakorporale Lungenersatztherapie oder Zirkulation.

Methode
- ECMO: extrakorporale Membranoxygenierung
- ECCO$_2$-R: extrakorporale CO$_2$-Elimination
- IVOX: intravaskuläre Oxygenierung.

Wirkmechanismus
- ECMO: veno-venöse Perfusionstechnik zur präpulmonalen Oxygenierung des Blutes unter Verwendung heparinbeschichteter

Membranlungen und Schlauchsysteme → nur minimale Antiko-
agulation erforderlich → Reduktion der Blutungskomplikationen
- ECCO$_2$-R: CO$_2$-Elimination in Kombination mit apnoischer
  Oxygenierung mittels niedrigfrequenter Beatmung
- IVOX: Oxygenierung des Blutes über einen perkutan in die
  Hohlvene vorgeschobenen Membranoxygenator → Oxygenie-
  rung und Decarboxylierung des Blutes.

Indikation
Pat. mit schwerem ARDS (Oxygenierungsindex p$_a$O$_2$/F$_I$O$_2$ < 50–
60 mmHg), die trotz differenzierter konventioneller Therapie mit
drucklimitierter Beatmung, permissiver Hyperkapnie und kineti-
scher Therapie durch Hypoxämie oder eine strukturelle Schädigung der Lunge durch maschinelle Beatmung gefährdet sind.

Praktische Aspekte
- Lungenersatzverfahren sind sehr personal- und kostenintensiv
  → Lungenersatzverfahren werden nur in einigen wenigen spe-
  zialisierten Zentren durchgeführt
- ECMO: im Gegensatz zu dem früher üblichen veno-arteriellen
  Bypass mit der daraus resultierenden erheblichen Reduktion der
  Lungenperfusion (Sauerstoff- und Substratversorgung der Lun-
  ge ↓) wird die Lunge bei der veno-venösen Punktionstechnik
  vom gesamten Herzzeitvolumen durchströmt
- ECCO$_2$-R: das Verfahren findet kaum mehr Anwendung, da mitt-
  lerweile der extrakorporale Sauerstofftransfer als wesentliche Kom-
  ponente des extrakorporalen Gasaustauschs erkannt worden ist
- IVOX: das Verfahren fand bisher kaum Verbreitung, da die zur
  Verfügung stehenden Membranoxygenatoren nur eine sehr limi-
  tierte Gastransferrate aufweisen
- Nebenwirkungen der Lungenersatzverfahren:
  – Trotz Heparinbeschichtung können Blutungskomplikationen
    und Thrombenbildung im Bypasssystem auftreten
  – Pneumothoraces können auch während einer Beatmung mit
    verminderten Atemwegsdrücken und reduzierten Atemmi-
    nutenvolumina entstehen
- Es gibt bislang keinen statistisch gesicherten Nachweis, daß Lun-
  genersatzverfahren im Vergleich mit einer differenzierten konventionellen Therapie des ARDS zu einem verbesserten outcome
  führen.

4

4.2.6 Pharmakotherapie des ARDS

Die pharmakologischen Methoden zur Therapie des ARDS gelten noch als experimentell, d. h. sie wurden bisher erst an einer geringen Anzahl von Pat. erprobt. Bisher konnte noch kein Anstieg der Überlebensrate bewiesen werden → es existieren noch keine abschließenden Risiko-Nutzen-Bewertungen.

Surfactant

Methode

Surfactant-Applikation mittels intrabronchialer Instillation (intratrachealer Bolus oder mittels Bronchoskop in die Segmentbronchien) oder Inhalation.

Wirkmechanismus

Surfactant ist ein in der Lunge synthetisiertes Stoffgemisch, das die Oberflächenspannung zwischen Lungengewebe und Luft reduziert → Stabilisierung der kleinen Alveolen → ihre Entleerung in größere Alveolen während der Exspiration wird verhindert.

Indikation

ARDS, therapieresistente Atelektasen.

Praktische Aspekte

- Surfactantdysfunktion bei ARDS → sekundärer Surfactantmangel
- Positiver Effekt einer Surfactant-Applikation bisher nur beim idiopathischen Atemnotsyndrom des Neugeborenen mit primärem Surfactant-Mangel gesichert
- Die Wirksamkeit einer medikamentösen Stimulation der endogenen Surfactant-Synthese (z. B. durch Ambroxol) ist beim Erwachsenen nicht gesichert.

Partielle Flüssigkeitsventilation mit Perfluorkarbonen

Methode

Bei der partial liquid ventilation (PLV) wird ein Perfluorkarbon intrapulmonal appliziert und mit einem konventionellen Beatmungsgerät beatmet.

Wirkmechanismus

Perfluorkarbone verfügen über eine hohe physikalische Löslichkeit für Gase wie Sauerstoff und Kohlendioxid und werden im menschlichen Organismus nicht metabolisiert. Die Perfluorkarbone verteilen sich rasch in den schwerkraftabhängigen Lungenarealen und bewirken so eine Wiedereröffnung atelektatischer Lungenbezirke, eine Verbesserung des Gasaustauschs, eine Reduktion einer inflammatorischen Reaktion und verhindern durch das intraalveoläre Flüssigkeitsvolumen („Flüssigkeits-PEEP") den Kollaps der flüssigkeitsventilierten Areale.

Indikation

IRDS und ARDS.

Praktische Aspekte

Nebenwirkungen: transiente Hypoxämien im Rahmen von Tubusobstruktionen, Bradykardien bei der Instillation oder Lagerung, Liquothorax.

Inhalation selektiver pulmonaler Vasodilatatoren

4

Problem

Therapie der pulmonalen Hypertonie. Bei i.v.-Gabe von Vasodilatatoren globale Gefäßweitstellung → arterielle Hypotonie (Organdurchblutung ↓) sowie verstärkte Durchblutung intrapulmonaler Shuntareale (→ zusätzliche Verschlechterung der bereits gestörten Oxygenation).

Methode

Inhalation endogener selektiver pulmonaler Vasodilatatoren.

Wirkmechanismus

Durch Zufuhr von NO per inhalationem selektive Dilatation von Lungengefäßen, die ventilierte Lungenareale versorgen. Dadurch Verbesserung des Ventilations-/Perfusionsverhältnisses → Verbesserung der Oxygenierung. Isolierte Senkung des pulmonalarteriellen Drucks → Reduktion der rechtsventrikulären Nachlast sowie Induktion der Rückbildung des intraalveolären und interstitiellen Lungenödems.

Praktische Aspekte
- Stickstoffmonoxid (NO)
  - U. U. rebound-Phänomen nach kurzfristiger Unterbrechung der NO-Zufuhr → akutes Rechtsherzversagen durch „NO-Abhängigkeit"
  - große individuelle Wirkungsunterschiede bei den Pat. → vor jeder NO-Applikation muß eine individuelle Dosis-Wirkungskurve erstellt werden (Pulmonaliskatheter und BGA)
  - abschließende Untersuchungen zur Toxizität von NO und NO_2 bei längerer Inhalation und vorbestehenden Atemwegs- und Lungenkrankheiten stehen noch aus (kontinuierliches Monitoring erforderlich!)
- Prostazyklin
  - Abfall des arteriellen Blutdrucks nach systemischer Resorption
  - Hemmung der Thrombozytenfunktion.

4.2.7 Tracheale Gasinsufflation

Methoden

Bei der trachealen Gasinsufflation (TGI) wird über einen dünnen Kunststoffkatheter (ca. 2 mm ID, z. B. ZVK), dessen Spitze 1–2 cm vor der Hauptcarina liegt, Atemgas in die Luftröhre geblasen. Findet neben der TGI keine konventionelle Beatmung über einen Trachealtubus statt, ist also die TGI die alleinige Atemgasquelle, spricht man auch von constant flow ventilation (CFV) oder apnoischer Oxygenierung. Damit längere Apnoezeiten toleriert werden, muß Sauerstoff zugeführt werden. Ist die TGI die alleinige Atemgasquelle und findet die Ausatmung über einen Trachealtubus statt, an den ein steuerbares Exspirationsventil angeschlossen ist, spricht man von „Intratrachealer pulmonaler Ventilation" (ITPV). Heute am weitesten verbreitet ist die TGI mit einer definierten F_IO_2 zusätzlich zur konventionellen Beatmung. Dabei unterscheidet man die kontinuierliche TGI (während des gesamten Atemzyklus) und die exspiratorische TGI (TGI-Fluß nur während der Ausatmung).

Wirkmechanismus

Die TGI „umgeht" einen Teil des anatomischen Totraums, sodaß am Ende einer Ausatmung CO_2-freies Gas in der Luftröhre und dem Trachealtubus bis zum Y-Stück steht. Bei der nächsten Inspiration gelangt gleich frisches Atemgas in die Lunge. Häufig kann der p_aCO_2 so um 15 % vermindert werden. Die Methode ist umso effizienter je höher der Ausgangs-p_aCO_2 ist. Alternativ zur CO_2-Reduktion läßt sich unter TGI, bei konstantem p_aCO_2, die von der konventionellen Beatmung erbrachte Ventilation und damit das Tidalvolumen und der Spitzendruck reduzieren.

Vorteile

- Bei Kontraindikationen für die permissive Hyperkapnie (z. B. bei Hirndruck und ARDS) lungenschonendere Beatmung möglich
- Reduktion von Tidalvolumen oder Inspirationsdruck bei konstantem p_aCO_2
- Zur Unterstützung bei langsamer oder unzureichender metabolischer Kompensation der permissiven Hyperkapnie
- TGI bei COPD-Pat. über eine Minitracheotomie zur Verminderung der Atemarbeit
- ITPV bei Neugeborenen mit Atemnotsyndrom.

Nachteile

- Bei kontinuierlicher TGI und vollständiger Verlegung des Trachealtubus kommt es schnell zu einem gefährlichen Druckanstieg in der Lunge.
- Manuelle Anpassung von Tidalvolumen oder Inspirationsdruck am Beatmungsgerät erforderlich (Ausnahme: BIPAP)
- Für die exspiratorische TGI ist ein elektronisches Steuergerät mit den entsprechenden Ventilen und einem Interface zum Beatmungsgerät erforderlich.

Praktische Aspekte

Die TGI ist bei kritischen Pat. eine ideale Ergänzung zum BIPAP, weil das aktive Exspirationsventil beim BIPAP während der Inspirationsphase die obere Druckgrenze auch unter kontinuierlicher TGI konstant hält. Eine Atemgaskonditionierung ist bei kontinuierlicher TGI wünschenswert (z. B. mit 5–20 ml/h physiologischer Kochsalzlösung über eine Spritzenpumpe), bei der exspiratorischen TGI jedoch nicht erforderlich.

4

4.3   Infektion/Hygiene

> **Internet-Tip:**
> http://aepo-xdv-www.epo.cdc.gov/wonder/prevguid/m0045365/
> entire.htm
> http://aepo-xdv-www.epo.cdc.gov/wonder/prevguid/p0000451/
> entire.htm
> Centers for Disease Control and Prevention: „Guidelines for Prevention of Nosocomial Pneumonia"

Beatmete Pat. besitzen ein deutlich erhöhtes Risiko für nosokomiale Infektionen. Die Pneumonie während Beatmung gehört zu den häufigsten Infektionen und Todesursachen auf der Intensivstation.

Eckpfeiler der Therapie der Pneumonie eines beatmeten Pat. sind eine adäquate Behandlung des Grundleidens, optimale organsupportive Maßnahmen sowie eine differenzierte antibakterielle Therapie nach Austestung.

4

4.4   Beatmungsfilter

Problematik
- Sinn, Indikation und Nutzen von Beatmungsfiltern werden kontrovers diskutiert, da oft Versuchsergebnisse von Produkten unterschiedlicher Funktionsprinzipien und daher unterschiedlicher Leistungscharakteristika miteinander verglichen werden
- Es gibt bisher keine einheitlichen Prüfvorschriften oder grundlegende Normen für Beatmungsfilter → jeder Hersteller verwendet individuelle Testmethoden des eigenen Hauses oder externer Prüflabors
- Ein signifikanter Rückgang nosokomialer Pneumonien aufgrund der Verwendung von Beatmungsfiltern (Wirkung nur auf die respiratorische Flora!) konnte bisher noch nicht definitiv nachgewiesen werden. Mögliche Ursache: wichtige Erregerreservoire für die Entstehung einer Pneumonie bei beatmeten Pat. sind der Nasen-/Rachenraum sowie die gastrointestinale Flora (endogene Keimquellen), auf deren Ausbreitung ein Atemgasfilter (Schutz vor exogenen Keimquellen, d. h. kontaminierten Teilen des Beatmungssystems und vor endogenen Keimen, die mit

der respiratorischen Flora des Pat. identisch sind) keinen Einfluß haben kann.

• Der Anwender sollte prinzipielle Leistungsbreiten der Filter kennen und dem Anforderungsprofil der Anwendung gegenüberstellen (☞ Tab. 4.1).

Tab. 4.1: Leistungsprofile von Atemgasfiltern				
Filterart	**Gas-filtration**	**Flüssig-keitsun-durch-lässig**	**Pneumo-nieraten-senkung**	**Atemgas-klimati-sierung**
HME	nein	nein	nein	ja
Elektrostatischer Filter	ja	nein	nein	nein
Elektrostatischer Filter + HME-Material	ja	nein	nein	ja
Mechanischer HEPA-Filter	ja	nein	nein	nein
Mechanischer HEPA-Filter (fu)	ja	ja	?*	nein
Mechanischer HEPA-Filter + HME-Material	ja	nein	nein	ja
Mechanischer HEPA-Filter (fu) + HME-Material	ja	ja	?*	ja
Mechanischer HEPA-Filter (fu) mit HME-Eigenschaft	ja	ja	ja	ja

fu: flüssigkeitsundurchlässig
?*: theoretisch zu erwarten, aber nicht erwiesen

Grundsätzlich unterschieden werden müssen Atemgasfilter von Wärme- und Feuchtigkeitstauschern (HME, heat and moisture exchanger; ☞ 4.5), die keinerlei Filterwirkung besitzen. Aufgrund unterschiedlicher Wirkmechanismen gibt es 2 Gruppen von Atemgasfiltern: elektrostatische und mechanische Filter.

- Elektrostatische Filter sind reine Gasfilter, die grundsätzlich nicht in der Lage sind, kontaminierte Flüssigkeiten zurückzuhalten. Sie können auch mit HME-Material versehen werden → zusätzlich Atemgasanfeuchtung. Elektrostatische Filter empfehlen sich nur zur Filtration von trockenen Gasen in Systemen ohne Flüssigkeitsanfall wie z. B. Kondensat, Speichel, Blut, sonstige Körpersekrete.

- Mechanische HEPA-Filter (high efficiency particle air filter) können reine Gasfilter sein oder daneben die Fähigkeit haben, kontaminierte Flüssigkeiten zurückzuhalten. In Kombination mit HME-Material → zusätzlich Atemgasanfeuchtung. Spezielle mechanische Beatmungsfilter aus keramikummantelten Glasfasern klimatisieren die Atemgase ohne zusätzliches HME-Material.

Beim patientennahen Einsatz von Beatmungsfiltern ist der gleichzeitige Einsatz von heizbaren Atemgasanfeuchtern kontraindiziert, da durch die Wasserbelastung eine gefährliche Erhöhung der Filterwiderstände auftreten kann. Es empfehlen sich daher Filter mit zusätzlichem HME-Material bzw. HME-Eigenschaft. Da beim patientennahen Einsatz mit kontaminierten Flüssigkeiten zu rechnen ist, sollten nur flüssigkeitsundurchlässige Filter Verwendung finden. Nur so ist eine Senkung der Pneumonierate und/oder eine Wiederverwendung des Beatmungssystems möglich.

4.5   Atemgasklimatisierung

Erwärmung und Befeuchtung der Atemluft sind wichtige Aufgaben der oberen Atemwege. Bei intubierten Pat. muß die Sicherstellung physiologischer Wärme- und Feuchtigkeitsverhältnisse durch Maßnahmen der Atemgasklimatisierung vorgenommen werden.

Aktive Systeme
- Mechanismus: Thermostatregulierte Erwärmung und Anreicherung der Inspirationsluft mit Feuchtigkeit bis zur Vollsättigung
- Nebenwirkungen: Risiko der Keimübertragung oder -ausbreitung, Bedienungsfehler oder Gerätefehlfunktionen
- Geräte: Sprudler, Verdampfer („Kaskade"), Vernebler, beheizte Beatmungsschläuche (v. a. in der Pädiatrie).

Passive Systeme
- Mechanismus: Speicherung von Wärme und Feuchtigkeit während der Exspiration im Wärme- und Feuchtigkeistaustauscher (HME, heat and moisture exchanger, „künstliche Nase") und Rückgabe während der nächsten Inspiration
- Nachteile:
  - Vernebelung von Medikamenten nicht möglich. Einzige Ausnahme: Filter mit (hydrophobem) gefälteltem, keramikbeschichtetem Glasfasermaterial
  - Partieller Verschluß durch Sekret, Kondenswasser oder Blut möglich (regelmäßiger Wechsel nach Herstellervorschrift)
- Besonderheit: zusätzlich kann auch eine Filtration von Bakterien erfolgen (kombinierter Beatmungsfilter, ☞ 4.4).

4

5

Beatmungs-
praxis Kinder

J. Strauß

5.1   Anatomische und physiologische Besonderheiten bei Kindern

- Die Trachea des Säuglings ist kurz (< 5 cm) → erhöhtes Risiko einer einseitigen Intubation
- Rechter und linker Hauptbronchus gehen im selben Winkel ab → einseitige Intubation auch links häufig
- Enge Atemwege → Schleimhautschwellungen (durch Infekt, Intubation) führen zu einer signifikanten, oft auch klinisch relevanten Abnahme des Querschnittes und damit einer drastischen Zunahme der Atemarbeit (nicht selten Grund für eine Reintubation)
- Säuglinge sind Nasenatmer und nicht in der Lage, bei verstopfter Nase umgehend auf eine Atmung durch den Mund umzustellen → eine behinderte Nasenatmung kann deshalb ein empfindliches Atemwegshindernis darstellen
- Das Atemzugvolumen ist mit 6 ml/kg KG altersunabhängig. Die alveoläre Ventilation ist dagegen bei Säuglingen mit 100–150 ml/kg KG/Min. doppelt so hoch wie bei Erwachsenen
- Die Sauerstoffaufnahme eines Frühgeborenen ist etwa dreimal (8–9 ml/kg KG/Min.), die eines reifen Neugeborenen doppelt (6 ml/kg KG/Min.) so hoch wie bei Erwachsenen (3 ml/kg KG/Min.) → die Sauerstoffreserven der kleinen Pat. sind außerordentlich gering.

> **Kurzfristige Apnoen, z. B. im Rahmen einer Intubation, führen bei Säuglingen rasch zum Abfall der Sauerstoffsättigung!**

5

- Neugeborene und Säuglinge sind Zwerchfellatmer. Die Rippen stehen nahezu horizontal, eine Volumenzunahme durch Anhebung des Rippenskeletts (wie bei Erwachsenen → thorakale Atmung) ist damit gar nicht möglich. Darüber hinaus ist das thorakale Skelett des Säuglings weich und instabil. Vermehrte Atemanstrengungen führen deshalb zu charakteristischen inspiratorischen Einziehungen (Rippen, Jugulum, Abdomen → paradoxe Atmung). Intraabdominelle Raumforderungen führen über eine Behinderung der Zwerchfellexkursion (Verdrängung nach kranial) zu einer respiratorischen Insuffizienz (z. B. Ileus, solide Tumoren, Z. n. OP einer Gastroschisis oder Omphalocele).

Neugeborene und Säuglinge sind aufgrund ihrer anatomischen und physiologischen Besonderheiten für respiratorische Komplikationen prädisponiert!

5

5.2 Respiratorische Insuffizienz

- Zahlreiche akute und chronische Erkrankungen können eine respiratorische Insuffizienz verursachen (Obstruktionen der oberen und unteren Atemwege, Störungen der Lungenfunktion, Kompression der Lungen bzw. Reduktion des intrathorakalen Volumens, neurologische Erkrankungen, neuromuskuläre Erkrankungen)
- Neugeborene und Säuglinge haben nur sehr eingeschränkte Kompensationsmöglichkeiten (rasche Ermüdung bei gesteigerter Atemarbeit, Intoleranz gegenüber intraabdominellen und intrathorakalen Raumforderungen) und sind daher eher gefährdet als ältere Kinder
- Stridor entsteht, wenn die Strömungsgeschwindigkeit von Luft an einer Engstelle stark ansteigt. *Cave:* nachlassender Stridor (z. B. bei Epiglottitis, Insektenstich, Allergie, Fremdkörperaspiration) weist in der Regel auf eine bedrohliche Verschlechterung der klinischen Situation hin (abnehmende Atemarbeit → Abnahme der Strömungsgeschwindigkeit → Leiserwerden des Stridor)! Stridor ist deshalb ein Frühsymptom bei noch erhaltener Luftströmung und ausreichender Atemarbeit
- Zyanose tritt im Kindesalter oft plötzlich, meist aber relativ spät auf → Spätsymptom einer vorangeschrittenen respiratorischen Insuffizienz.

5

Tab. 5.1: Früh- und Spätsymptome der respiratorischen Insuffizienz

Frühsymptome	Spätsymptome
Nasenflügeln	Zyanose
Schwitzen	Motorische Unruhe
Tachypnoe	Bewußtseinsstörungen
Stridor	Bradykardie
Einziehungen	Lippenbißverletzungen
Paradoxe Atmung	

5.3   Indikationen zur Intubation und Beatmung von Kindern

Entscheidendes Kriterium für die Indikation zur Beatmung ist die klinische Einschätzung (v. a. durch einen erfahrenen Kollegen!). Anerkannte Eckwerte, bei denen eine maschinelle Beatmung in Betracht gezogen werden sollte, sind ein p_aO_2 unter 60 mm Hg (unter Atmung von reinem Sauerstoff) oder ein pCO_2 über 60 mm Hg.

Indikationen zur Intubation und Beatmung
- Akutes und chronisches Lungenversagen
- Allgemeinanästhesie bei Anwendung von Muskelrelaxantien und/oder Opiaten
- Intraoperative Beatmung bei großen OPs wie Kraniotomie und Thorakotomie
- Steigerung der Kohlendioxidelimination mit dem Ziel einer
  - Korrektur einer respiratorischen Azidose
  - zerebralen Vasokonstriktion
  - Wiederherstellung der zerebralen Autoregulation
  - Verminderung des pulmonalen Gefäßwiderstandes
  - Abatmung bei erhöhter Kohlendioxidproduktion
- Herz-Lungen-Versagen
  - Verminderung der Nachlast bei linksventrikulärem Versagen mit gesteigertem intrathorakalen Druck
  - Prophylaktische Nachbeatmung nach größeren OPs wie Eingriffen im Oberbauch und/oder Thorax (z. B. Lungenchirurgie, Herzfehlerkorrektur, Gastroschisis, Zwerchfellhernie), um postoperative Komplikationen zu vermeiden
- Innere Schienung bei Thoraxinstabilität.

5

5.4   Intubation von Kindern

Intubationsrelevante anatomische Besonderheiten bei Neugeborenen, Säuglingen und Kleinkindern sind die lange, U-förmig gefaltete Epiglottis und ein relativ hochstehender Kehlkopf → erschwerte Intubation für den Ungeübten. Häufigster Fehler: zu tiefes Einführen des Intubationsspatels bis über die Glottisregion, so daß sich der Ösophaguseingang darstellt.

Grundsätzliches Vorgehen

Spatel *immer unter visueller Kontrolle* der jeweiligen Position streng in der Mittellinie vorschieben. Beim „Hinunterrutschen" am Zungengrund werden Epiglottis und Glottis dann überraschend früh sichtbar. Die Epiglottis kann im Kindesalter zur Erleichterung der Sicht aufgeladen werden, meist gelingt die Intubation aber auch ohne dieses Manöver.

> • Die Intubation kleiner Kinder gelingt nur sicher bei entsprechender Erfahrung → „Training", z. B. durch Hospitation im Kinder-OP
> • Auch Früh- und Neugeborene lassen sich suffizient mit einer Maske beatmen → korrekte Maskenbeatmung durch entsprechendes „Training" erlernen.

Instrumentarium

5

Spatel

Für die Intubation von Früh- und Neugeborenen gerade (Typ Foregger) und gebogene (Typ Macintosh) Spatel der Größen 00 und 0 vorhalten. Reifgeborene Säuglinge und Kleinkinder mit gebogenen Spateln der Größen 0–2 intubieren.

Tubus

• **Art:** Grundsätzlich werden Kreissegment-Tuben verwendet, Oxford-Tuben bzw. andere vorgeformte oder flexible (z. B. Woodbridge) Tuben haben sich im Kindesalter nicht bewährt. Durchsichtige, dünnwandige Tuben aus inertem Material (PVC, Silikon) mit schwarz eingefärbter Spitze sind zu bevorzugen. Die Längenmarkierungen müssen über die gesamte Länge des Tubus reichen (Ablesen der Intubationstiefe ab Glottis *während der*

Intubation. Markierung des Tubus mit wasserfestem Stift auf Mund- bzw. Nasenniveau). Kinder-Tuben haben keinen Cuff (Gefahr von Drucknekrosen der Trachea, postoperativ Zunahme von Laryngospasmen nach Intubation mit geblockten Tuben). Die Trachea wird durch einen passend gewählten Tubus (s. u.) durch eine physiologische Engstelle im subglottischen Raum zuverlässig abgedichtet

- Größe: Die korrekte Größe des Endotrachealtubus kann mit Hilfe von Nomogrammen, Formeln und Tabellen (☞ Tab. 5.2) bestimmt werden. In der Praxis hat sich die „Kleinfinger-Regel" bewährt. Dabei wird ein Endotrachealtubus ausgewählt, dessen Außendurchmesser etwa dem Durchmesser des Endgliedes des kleinen Fingers des Kindes entspricht. Alle Verfahren liefern lediglich einen ungefähren Anhalt für die Tubusgröße. Während der Intubation muß deshalb abgeschätzt werden, ob der gewählte Tubus zu groß (auf gar keinen Fall in die Trachea einführen!) oder zu klein ist. Ein passender Tubus läßt sich leicht in die subglottische Region vorschieben und bildet erst bei Drucken oberhalb 20 cm H_2O ein hörbares Luftleck. Tuben benachbarter Größen müssen während einer Intubation bereitliegen.

- Bei der Angabe der Länge (oral oder nasal) handelt es sich um ungefähre Erfahrungswerte, die im Einzelfall erheblich abweichen können. Der Tubus sollte soweit vorgeschoben werden, daß die schwarze Markierung der Tubusspitze gerade hinter der Stimmritze verschwindet. Eine sorgfältige Inspektion *während* der Intubation (Einführtiefe in die Trachea) und eine gewissenhafte Auskultation (obere laterale Thoraxwand bds. zur Vermeidung der Fehlinterpretation von fortgeleiteten Atemgeräuschen) vermeiden bzw. entdecken eine akzidentelle, unilaterale Intubation oder eine ösophageale Fehlintubation.

- Der Innendurchmesser kann für Kinder > 1 Jahr näherungsweise auch mit nachstehender Faustformel ermittelt werden:

$$\text{Innendurchmesser [mm]} = \text{Alter}/4 + 4$$

5

Tab. 5.2: Größen und Intubationslängen dünnwandiger PVC-Tuben für Kinder ohne Cuff in Abhängigkeit von Alter und Gewicht

Alter	Gewicht (kg)	Innen-durch-messer (mm)	Außen-durch-messer (mm)	Länge (cm)	
				oral	nasal
NG	< 1	2,5	3,4	5,5	7
NG	1,0	3,0	4,2	6	7,5
NG	2,0	3,0	4,2	7	9
NG	3,5	3,5	4,8	9	11
3 Mon.	6,0	3,5	4,8	10	12
1	10	4,0	5,4	11	14
2	12	4,5	6,2	12	15
4	16	5,0	6,8	14	17
6	20	5,5	7,4	15	19
8	24	6	8,2	16	20
10	30	6,5	8,8	17	21
12	38	7,0	9,6	18	22
14	50	7,5	10,2	19	23
16	60	8,0	11	20	24

5

Nasotracheale oder orotracheale Intubation?

Die *orotracheale Intubation* kann leicht und rasch durchgeführt werden, Hilfsmittel (Stab, Zange) sind nur selten erforderlich. Der Tubus wird achsengerecht direkt unter Sicht in die Trachea geschoben. Die orotracheale Intubation ist das Standardverfahren für die meisten Operationen, kurzzeitige Beatmungen und den Notfall. Die Tubusfixierung ist jedoch, insbesondere bei sehr kleinen Kindern, nicht sehr sicher (Veränderung der relativen Position durch nachgiebige Wangen, mögliches Aushebeln bei Fixierung im Mundwinkel). Wegen der Gefahr des Zubeißens ist eine tiefe Sedierung erforderlich.

Bei *nasotrachealer Intubation* trifft der Tubus in einem spitzen Winkel auf die Trachea, für das Einsetzen und Vorschieben ist häufig eine Zange erforderlich. Blutungen aus den Nasenmuscheln können die nasale Intubation erheblich behindern. Ein nasaler Tubus kann länger liegen bleiben als ein orotrachealer Tubus. An Nase und Stirn kann der Tubus sehr sicher fixiert werden. Weil eine Verlegung des Lumens durch Beißen ausgeschlossen ist, kann die Sedierung flacher gehalten werden. In der Hand des Geübten kann der nasale Weg auch für die primäre Intubation verwendet werden.

> Der Tubus kann durch Beugen oder Strecken des Kopfes in seiner relativen Lage um 1–3 cm hineingeschoben bzw. herausgezogen werden → akzidentelle Extubation durch Beugen des Kopfes und einseitige Intubation durch Überstrecken sind nicht selten!

Komplikationen der Intubation bei Kindern

- Fehlintubation des Ösophagus: nur durch sorgfältige Auskultation (u. a. laterale Thoraxwand bds.) *und* Inspektion von Thorax *und* oberem Abdomen erkennbar! Strömungsgeräusche im Ösophagus können (bei sehr kleinen Pat.) als (seitengleiches!) Beatmungsgeräusch fehlinterpretiert werden. Im OP kann durch Messen des CO_2-Gehaltes der Ausatemluft zusätzliche Sicherheit erlangt werden
- Einseitige Intubation: durch Vorschieben des Tubus genau bis zum Verschwinden der schwarzen Markierung hinter der Stimmritze und durch gewissenhafte, vergleichende Auskultation beider Seiten (u. a. obere laterale Thoraxwand zur Vermeidung der Fehlinterpretation von fortgeleiteten Atemgeräuschen) sowohl vor als auch nach Fixierung des Tubus ausschließbar. Bei erhöhtem Sauerstoffbedarf (Pulsoxymeter), Anstieg des Atemwegdruckes oder einseitiger Thoraxexkursion → V.a. einseitige Intubation.

> Die Trachea eines Neugeborenen ist mit 4 cm sehr kurz!

5

- Ödeme, Granulome und Nekrosen der Stimmbänder sind meist Folgen zu groß gewählter Tuben
- Subglottische Ödeme oder Stenosen (Spätfolge!) durch Druckläsion oder mechanische Irritation (Bewegungen, Absaugen) an der Tubusspitze
- Ulzerationen der äußeren und inneren Nase, des Rachens und der Trachea im Zusammenhang mit Langzeitintubationen (vermeidbare Schäden!)
- Akute Verlegung des Tubus durch eingetrocknetes Sekret → suffiziente Atemgasbefeuchtung ist im Kindesalter unerläßlich
- *Cave:* Je dünner der Tubus, desto größer die Gefahr der Verlegung → insbesondere bei NG immer damit rechnen!

5

5.5   Beatmung von Kindern

Wichtige Meßgrößen
- Tidalvolumen (TV): 6 ml/kg KG
- Atemfrequenz: Neugeborene 40–60/Min., mit 1 Jahr 25–30/Min. und mit 10 Jahren < 20/Min.

Beatmungsgeräte in der Pädiatrie

Besonderheiten

In der Pädiatrie verwendete Beatmungsgeräte unterscheiden sich grundsätzlich von Respiratoren, die im OP oder bei erwachsenen Patienten eingesetzt werden. Aus technischen Gründen war es lange Zeit nicht möglich, extrem kleine Zugvolumina (für ein 500-Gramm-Kind ca. 3 ml!) mit großer Genauigkeit und zuverlässig abzugeben. Deshalb werden für die Pädiatrie meist zeitgesteuerte continuous-flow-Geräte (☞ 2.1.3) eingesetzt, die die Beatmung mit einem einzustellenden Druck erlauben (z. B. Babylog® Dräger).

Compliance-Korrektur
- Problematik: Während einer Inspiration wird Gas in allen unter dem Inspirationsdruck stehenden, gasführenden Teilen vom Respirator bis zum Tubus (zu- und abführende Schläuche, Atembalg, Atemkalkbehalter sowie geräteinterne Hohlräume) komprimiert. Das komprimierte Volumen steht dem Pat. nicht mehr zur Verfügung. Bei hohen Beatmungsdrucken, großen gasführenden Volumina (großer geräteinterner Compliance) und kleinen Zugvolumina spielt der Verlust durch Kompression eine große Rolle, d. h., das komprimierte Volumen kann das Atemzugvolumen um ein Mehrfaches übersteigen
- Praxis: Die interne Compliance verschiedener Respiratoren schwankt zwischen 0,3 und 4,5 ml/mbar. Bei einem Beatmungsdruck von 20 mbar werden damit – unabhängig vom Tidalvolumen – alleine zwischen 6 und 90 ml Gas komprimiert. Veränderungen von Resistance oder Compliance einer kindlichen Lunge können im Extremfall dazu führen, daß ein Respirator überwiegend den Gerätetotraum „beatmet", die in den Patienten verbrachte Fraktion des Tidalvolumens aber unter die Totraumventilation sinkt. Neuere Geräte weisen deshalb eine Compliance-Korrektur auf. Bei Abnahme der pulmonalen Compliance (oder

5

Zunahme der Resistance) korrigiert der Respirator das abgegebene Zugvolumen mit dem Ziel, das durch den Tubus insufflierte Tidalvolumen konstant zu halten.

> **Beatmungsgeräte für Kinder sollten während der Inspiration ein möglichst kleines kompressibles Volumen aufweisen. Ist dieses Volumen beträchtlich größer als das Volumen der kindlichen Lunge, muß davon ausgegangen werden, daß im Respirator mehr Gas komprimiert als in die kindliche Lunge insuffliert wird.**

Gerätewahl

Die Beatmung kleiner Kinder (Frühgeborene, Neugeborene, kleine Säuglinge) erfolgt am besten mit zeitgesteuerten, druckbegrenzten continuous-flow-Beatmungsgeräten (z. B. Babylog 8000®). Ein weitgehend fließender Übergang zwischen kontrollierter Beatmung und Formen der Eigenatmung erleichtert die Entwöhnung vom Respirator nach längerfristiger Beatmung. Neuere Geräte erlauben die Messung von Atemzugvolumen, AMV, Resistance und Compliance. Die Beatmung kann damit leichter gesteuert und überwacht werden.

Besonderheiten bei Beatmungsformen

- CPAP (continuous positive airway pressure): kann bei Kindern mit einem (proximal entsprechend gekürzten) Tubus, der in der Nase bis in den Nasopharynx vorgeschoben wird, auch ohne Trachealtubus („Nasen-CPAP") durchgeführt werden
- HFO (high frequency oscillation): Bei restriktiven Lungenerkrankungen kann mit der HFO bei Kindern jeden Alters ein adäquater Gasaustausch sichergestellt werden. Dabei werden oft geringere Spitzen- und Mitteldrucke als bei konventioneller Beatmung gemessen.

Komplikationen der Beatmung von Kindern

Allgemeine Auswirkungen der Beatmung auf den kindlichen Organismus

Positive Beatmungdrucke führen zu einem Anstieg des intrathorakalen Druckes. Dies führt zur Behinderung des venösen Rückflusses und damit zu einer Abflußbehinderung der jeweils betroffenen Organe (ZNS, Leber, Niere u.a.) → Schwellung der Leber, Abnahme des HZV → nachlassende Nierenfunktion, Abnahme der Leberfunktion.

5

Die spezielle Gefahr hoher Beatmungsdrücke liegt in möglichen Verletzungen des empfindlichen, unreifen kindlichen Lungenparenchyms (Barotrauma). Folgen sind die Ausbildung eines interstitiellen Emphysems, eines Pneumothorax, Pneumomediastinums und/oder Pneumoperikards. Als Spätfolge kann es zur bronchopulmonalen Dysplasie kommen. Hohe Beatmungsdrücke und eine unter Beatmung erhöhte ADH-Sekretion führen zur Flüssigkeitsretention mit der Folge von Ödemen.

Atelektasenbildung durch:
- Anwendung hoher F_IO_2 → Resorption von Sauerstoff → Atelektasen, wenn Alveolarbezirke schlecht belüftet werden (teilweise Verlegung durch Sekret)
- Unzureichende Zugvolumina und nachlassende Surfactant-Produktion
- Die Anwendung hoher F_IO_2 bei Früh- und Neugeborenen über einen längeren Zeitraum kann zur retrolentalen Fibroplasie führen.

Eine erhöhte Pneumoniegefahr wird bedingt durch Keimeinschleppung (→ steriles Arbeiten unerläßlich!), Aufhebung der natürlichen Filter- bzw. Reinigungsmechanismen und Läsionen der Schleimhaut (Tubus, Intubation, Katheter, Absaugen). Eine antibiotische Behandlung ist dann meistens indiziert (Material für Bakteriologie vorher abnehmen!).

Überwachung

5

Das optimale Instrument zum Beatmungsmonitoring ist wie beim Erwachsenen die Blutgasanalyse:
- Arterielle Analysen sind technisch schwierig und verursachen einen relativ großen Blutverlust
- Kapilläre Proben sind ungenau (schlechte Korrelation p_aO_2, mäßig bei p_aCO_2)
- Häufige Punktionen der Endphalangen können zu Osteomyelitiden und Nekrosen führen
- Die Punktionen sind sehr schmerzhaft
- Eine echte Alternative stellt das transkutane, kontinuierliche Monitoring von pO_2 und pCO_2 dar, deren Meßwerte verläßlich sind
- Standard für die Überwachung zum Schutz vor einer Hypoxämie (nicht Hyperoxie!) ist die Pulsoxymetrie.

Aus arteriellen bzw. transkutanen Sauerstoffpartialdrucken bzw. Sauerstoffsättigungen kann in Kenntnis der F_1O_2 die Güte des pulmonalen Gastransfers abgeschätzt werden. Ob Organe und Gewebe des Pat. ausreichend oxygeniert sind, kann daraus nicht abgelesen werden! Dazu ist die Kenntnis der (gemischt-) venösen Sauerstoffpartialdrücke bzw. -Sättigungen und des Hb erforderlich. Bei einer normalen arteriellen Sättigung kann bei einem gleichzeitig bestehenden niedrigen HZV eine Hypoxie vorliegen, wenn die Gewebeperfusion unter den kritischen Wert gesunken ist.

- Beatmungsdruck: kontinuierliche Überwachung und Limitierung erforderlich, weil aus hohen Beatmungsdrücken zahlreiche Komplikationen resultieren
- Steuerung der *Ventilation* anhand des $p_{et}CO_2$: keine verläßliche Messung bei Früh- und Neugeborenen sowie kleinen Säuglingen: zu kleine AZV, hoher Konstant-Flow im Kreissystem
- Steuerung der Oxygenierung über p_aO_2, s_aO_2: Transkutane Partialdrucke sind für Langzeitbeatmung ausreichend, arterielle paO_2 sind nur in der Initialphase oder bei Veränderungen (Klinik, Pulmo, Ventilator) angezeigt. Kapilläre pO_2 sind unbrauchbar.

- Bei Hypoxie:
  - $F_1O_2 > 0{,}6$: zunächst versuchen, durch Blähen und ggf. Erhöhen des Atemmitteldrucks weitere Alveolarbezirke zu erschließen. Erst dann höhere F_1O_2 wählen
  - $F_1O_2 < 0{,}5 \rightarrow$ Atemwegsdruck erhöhen
- Bei Hyperoxie $\rightarrow F_1O_2$ reduzieren.

Sedierung

- Auch Kinder müssen unter Beatmung sediert werden. Grundsätzliche Unterschiede zu Erwachsenen gibt es dabei nicht
- Bewährt hat sich Morphin als Infusion in einer Dosierung von 10–50 g/kg KG/h
- Opiate müssen nach längerer Zufuhr ausgeschlichen werden, damit eine Entzugssymptomatik den Erfolg der Weaning-Phase nicht beeinträchtigt
- Bedarfsweise kann die Sedierung mit Midazolam 0,05–0,1 mg/kg KG vertieft werden

- Eine Relaxierung ist nur selten erforderlich (z. B. bei Katheter-wechsel, Umintubation usw.).

Unruhe und Gegenwehr können Ausdruck einer unzulänglichen Beatmung sein. Deshalb erst die Beatmung kontrollieren und optimieren bevor die Sedierung vertieft wird.

5

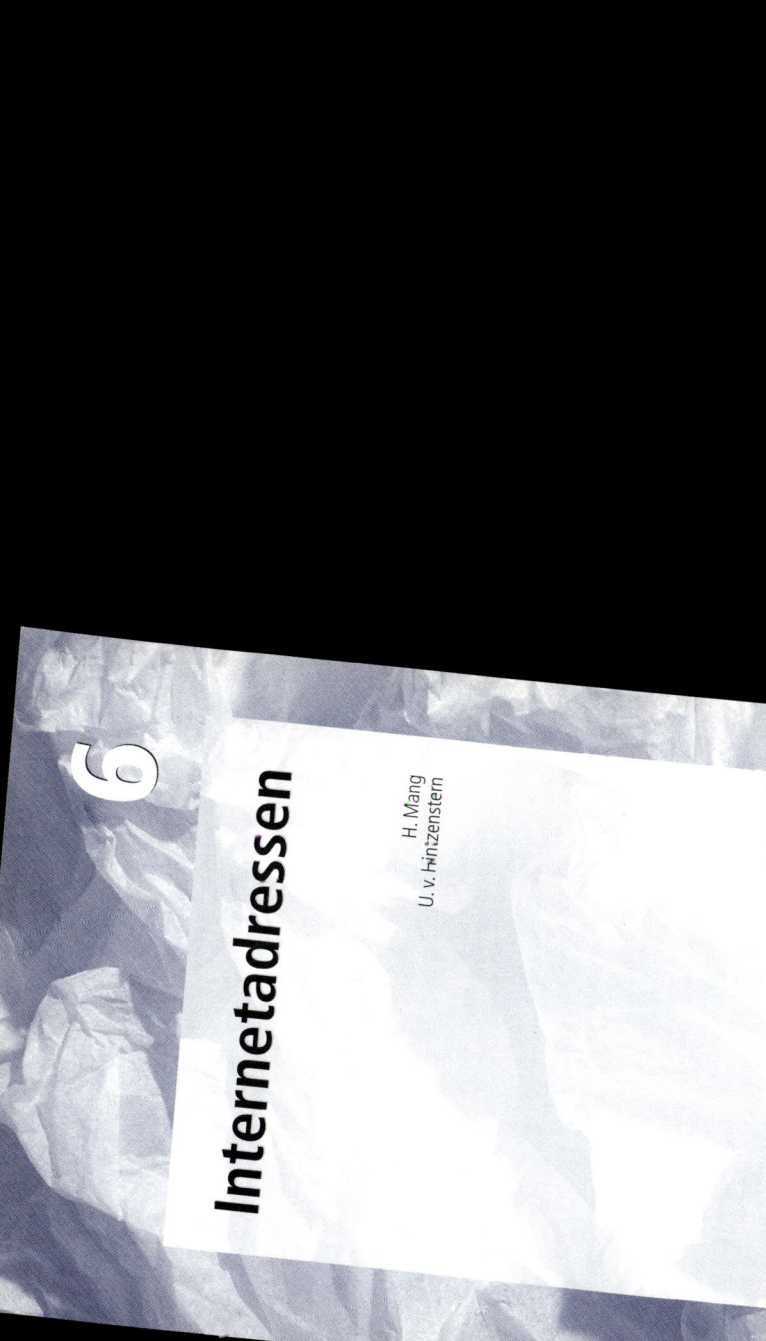

6

Internetadressen

H. Mang
U. v. Hinzenstern

6

Internetadressen

H. Mang
U. v. Hintzenstern

Die folgenden Internetadressen bieten (z. T. über entsprechende Links mit diversen Hinweisen auf andere Organisationen etc.) vielfältige Informationsmöglichkeiten zum Thema „Beatmung" inkl. entsprechender Randgebiete (z. B. „DIVI-Leitlinie Apparative Beatmung: Auswahl und Einstellung" über „Leitlinien" der AWMF-Homepage). Das Verzeichnis erhebt keinerlei Anspruch auf Vollständigkeit!

Arbeitgemeinschaft der Wissenschaftlichen Fachgesellschaften (AWMF)

AWMF	www.awmf-online.de
Dt. Ges. f. Anästhesiologie u. Intensivmedizin (DGAI)	www.dgai-nuernberg.de
Dt. Ges. f. Chirurgie	www.dgch.de
Dt. Interdisz. Vereinig. f. Intensiv- u. Notfallmedizin (DIVI) Interdisziplinäre AG Beatmung	www.divi-org.de www.med.uni-giessen.de/agbeat
Dt. Ges. f. Innere Medizin	www.dgim.de
Dt. Ges. f. Internistische Intensiv- u. Notfallmedizin	www.dgiin.de
Ges. f. Neonatologie und Pädiatrische Intensivmedizin	www.med.uni-magdeburg.de/gnpi
Dt. Ges. f. Neurochirurgie	www.dgnc.de
Dt. Ges. f. Neurologie	www.dgn.org
Dt. Ges. f. Pneumologie	www.multimedica.de/public/dgp
Dt. Ges. f. Schlafforschung und Schlafmedizin	www.dgsm.de
Dt. Ges. f. Tauch- u. Überdruckmedizin	www.gtuem.de
Dt. Ges. f. Thoraxchirurgie	www.ukl.uni-freiburg.de/deutschegesellschaft thoraxchirurgie

6

Dt. Ges. f. Thorax-, Herz- u. Gefäßchirurgie	www.gstcvs.org
Dt. Ges. f. Unfallchirurgie	www.dgu2000.de

Sonstige Arbeitsgemeinschaften

AG für Heimbeatmung u. Respiratorentwöhnung	www.heimbeatmung.de

Internationale Fachgesellschaften

American Association for Respiratory Care (AARC)	www.aarc.org
American Lung Association (ALA)	www.lungusa.org
American Society of Anesthesiologists (ASA)	www.asahq.org
American Thoracic Society (ATS)	www.thoracic.org
British Thoracic Society (BTS)	www.brit-thoracic.org.uk
Canadian Lung Association (CLA)	www.lung.ca
Centers for Disease Control and Prevention (CDC)	www.cdc.gov
European Respiratory Society (ERS)	www.ersnet.org
European Society of Intensive Care Medicine (ESICM)	www.esicm.org
International Anesthesia Research Society	www.iars.org
Society of Critical Care Medicine (SCCM)	www.sccm.org

6

Beatmungsgerätehersteller

Datex-Ohmeda	www.datex-ohmeda.com
Dräger	www.draeger.com
Hamilton Medical	www.hamilton-medical.ch

Mallinckrodt (Puritan Bennett)	www.mallinckrodt.com
Siemens	www.siemens.de
Weinmann	www.weinmann.de

Sonstiges

Anesthesia and Critical Care Resources on the Internet (ACCRI)	www.eur.nl/FGG/ANEST/ wright/ www.eur.nl/cgi-bin/accri.pl
Links der Klinik für Anaesthesie der Uni Innsbruck	http://anaesthesie.uibk.ac.at/ links.html

Datenbanken

Dt. Institut f. Medizinische Dokumentation und Information (DIMDI)	www.dimdi.de
Medline	www.ncbi.nlm.nih.gov/ PubMed http://igm.nlm.nih.gov

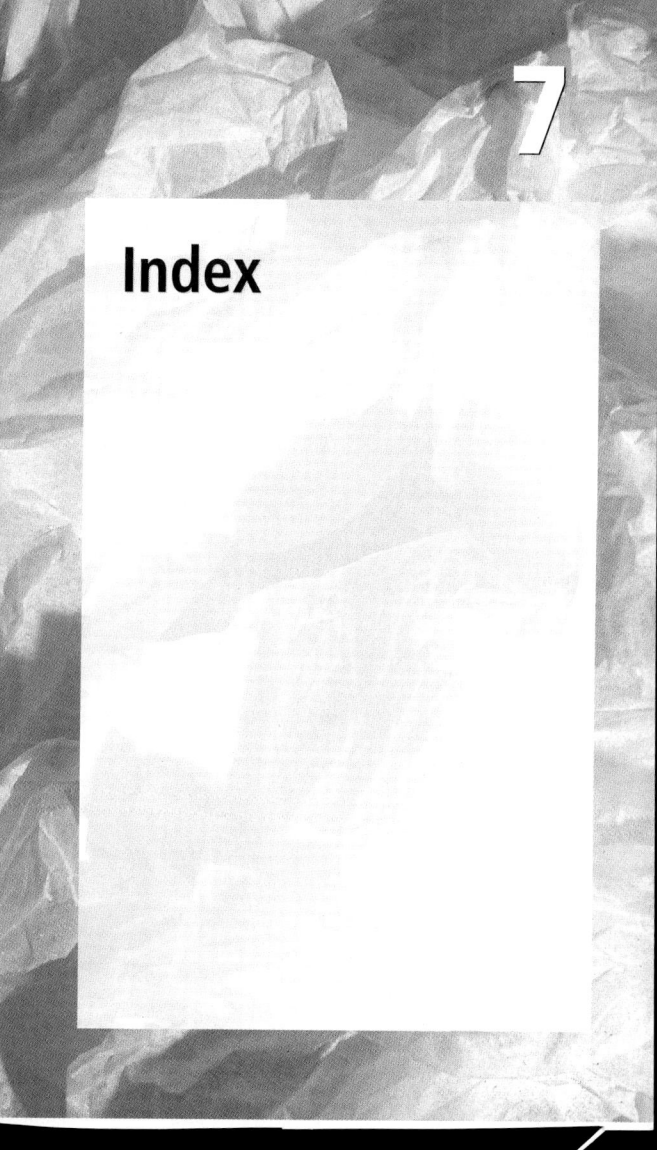

Index

7

7

Respiratorische Azidose

$pH < 7,36$

$paCO_2 > 45$ mmHg ↑

Bikarbonat normal o. ↑

Therapie: ↑ Ventilation

Ursache: zu geringes Atemminutenvolumen

Respiratorische Alkalose

$pH > 7,44$

$paCO_2 < 35$ mmHg

Hyperventilation

Kompensationsmechanismen

→ pH fast normal

→ $paCO_2$ ↓, Bikarbonat ↓

Therapie: Urs. behandeln
falls erford. CO_2 einatmen
fechterg.

NOTIZEN

7

7

7